운동으로 인생을 즐겁게 만드는 새로운 운동 솔루션

즐겁게 운동해야지

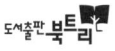

양기원 지음

도서출판 북트리

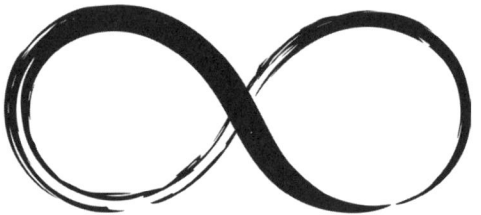

운동은 진행이다.

인운학(人運學)이란? 삶의 이유 그리고 방법을 운동으로 진행하는 것이다.

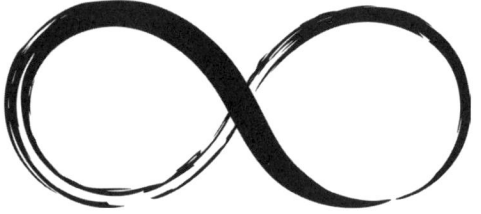

삶은 진행이다.

인문학(人文學)이란? 삶의 이유를 알아가고 찾아 가는 것이다.

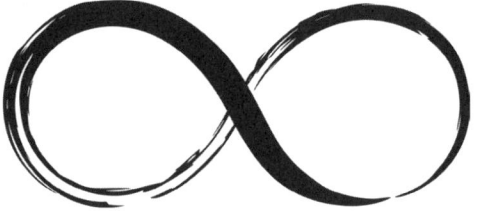

나는 어디쯤 있을까?

이 세상에 가장 자유스러운 것은 자기답게
인생을 진행 시키는 것이다.

CONTENT

1. Why? - 왜

1. 과거 인간의 선택, 근육인가? 지능인가?   12
2. 자본주의 이미지 사회에서 운동이란?   17
3. 운동을 해야 하는 단 한 가지 이유의 중요성이란?   24
4. 운동을 해야만 하는 이유?   30
5. 운동을 왜? 비교하면 안 되는가!   34

2. How - 어떻게

1. 이순신 장군님의 승리 기반   42
2. 실패도 생각을 전환하면 성공이다   51
3. 상대성과 절대성 운동   57
4. 국, 영, 수 공부와 운동   66
5. 자기 삶의 진행형 통제 다이어트   72

Think - 생각

1. 나이를 먹지 않는 타임머신 운동 그리고 시간   82
2. 가족에게 주치의가 필요하다   87
3. 운동으로 인한 작위에 대한 손실   94
4. 지구에서 본 우주, 우주에서 본 지구   99
5. 노자와 운동   105

 Episode - 에피소드

- 1988년 88서울올림픽 그리고 운동 축제 속에 탄생한 운동의 꿈   112
- 인문학(人文學)과 운동 그리고 인운학(人運學)의 탄생   117

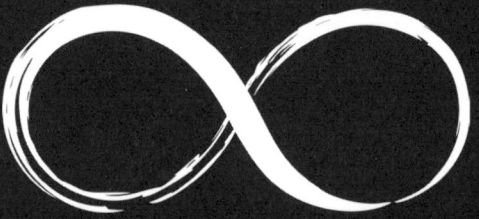

Why? - 왜

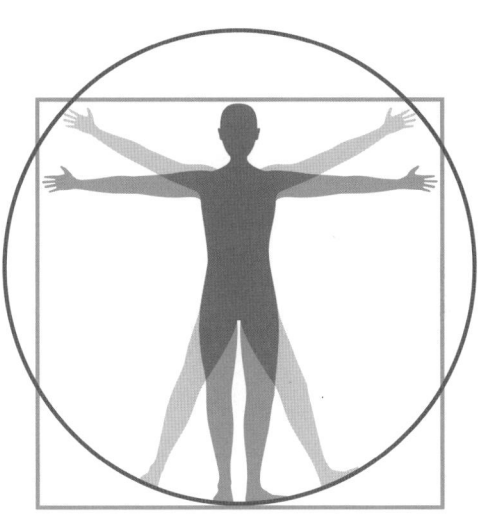

01 ∞ 과거 인간의 선택, 근육인가? 지능인가?

인간은 다른 동물들과 비교해 지능이 높고, 인격과 지성을 갖춘 동물이라는 것은 누구나 알고 있는 사실입니다.

역사적으로 지금까지 보면, 동물의 세계에서는 힘이 강한 동물의 집단이 유리하기 때문에 발톱, 이빨, 강한 근육 등 여러 가지 형태로 진화를 해왔습니다. 하지만 인간은 힘이 아닌 지능과 지성으로 동물과 비교할 수 없는 독자적인 다른 차원의 문화적 집단으로 가장 유리하게 발전을 거듭하였습니다.

그럼 이제 타임머신을 타고 인간이 자기도 모르게 근육보다 지능을 선택하는 사건 속으로 가보겠습니다.

BC 50만 년쯤 인간은 현대 시대에도 없으면 안 되

는 불이라는 것을 발견하였습니다. 불의 발견으로 인하여 인간의 삶이 발전한 것 중에 식생활에도 불을 이용하게 됩니다. 불은 음식을 섭취하는 방식과 구조를 완전히 바꾸어 놓았고 식생활의 혁신을 만들어 냅니다. 식생활의 혁신은 신체에 2가지의 큰 변화를 가져오게 되는데, 첫 번째로는 생고기가 아닌 익힌 부드러운 고기를 씹음으로써 턱의 근육이 점점 필요 없게 되었습니다. 그로 인해 시대를 거쳐 가며 턱 주위의 근육이 작아져 자연스럽게 입안에 공간이 커짐과 동시에 혀의 움직임이 수월해졌고 언어까지 발달하는 큰 변화를 갖게 되었습니다. 두 번째로는 지능을 필요로 하는 본능과 함께 점차 작아지는 턱 주위의 근육이 머리 전체로 진행되기 시작하면서 머리에 차지하는 부피 비율은 근육에서 뇌 쪽으로 발달하게 됩니다. 또한, 불로 익힌 고기는 전보다 많은 양을 섭취하는데 용의하였고 소화에 쓰이는 에너지가 적어짐과 동시에 많은 단백질의 섭취는 결정적으로 뇌의 부피와 성장을 도와주게 되어 지능이 발달하는 큰 변화를 갖게 되었습니다. 과거의 사건을 보았을 때 인간은 자신도 모르게 지능을 선택하였고 지금까지 지능으로 큰 역사적 발전을 이루면서 지금도 더 많은 지능과 지식을 위해서 발전을 도모하고 있습니다. 그렇지만 지능이 인간에게 많은 문명과 발전을 준 지금의 사회는 체력과 건강을 위협하고 있습니다. 예전에는 TV 채널을 변경하려고 TV 앞까지 가서 채널을 바꾸었고 운행수단이 많지 않을 때는 도보로 많은 시간을 보내고 계단을 이용하여 일상생활 안에 신체적인 활동을 하였지만, 지금은 리모컨을 넘어 목소리로 채널을 변경하고 자전거조차 전기모터로 이동하며 에스컬레이터, 승강기 등으로 편리함을 영리하게 됩니다. 그로 인해 신체활동이 적어져 점차 체력이 떨어지고 건강까지 피해를 받고 있습니다. 음식 또한 많은 양의 영양소와 에너지가 들어오면서 남은 에너지는 지방이 되어 몸에 지속해서 쌓여 감으로써 이제는 비만과 전쟁을 하는 시대로 변해가고 있습니다.

체력과 건강을 위해 사람들은 운동을 하고 있지만,

현대시대에 보편적인 이유와 방법으로 무조건 운동하는 형태로 자리를 잡아버렸기 때문에 더 이상은 신체적인 발전을 갖기 힘들 것입니다. 그 이유는 과거로부터 지금까지 지능과 지성으로 발전해 각자 자신만의 이유와 방법으로 삶을 찾아가는 것은 인간의 본능이기 때문에 보편적인 이유와 방법으로 무조건 운동을 하는 것은 역사적으로 발전해온 인간의 삶의 방식으로 보았을 때 성립되지 않기 때문입니다.

먼 과거로부터 인간은 지능과 지식을 선택하였고 자신만의 삶으로 발전적인 진화를 거듭하면서 현재는 체력과 건강이 위협받고 있는 시점입니다. 하지만 과거부터 지금까지 발전해온 삶의 이유와 방법처럼 운동 또한 자신만의 운동을 개척해 나간다면 가장 인간다운 운동과 함께 새로운 진화로 거듭날 것입니다.

∞ 답만 찾고 질문을 하지 않는다면 더 이상 발전할 수 없다

* 자유스럽게 적어보세요 *

글은 실행의 큰 힘이 됩니다.

1. 하루에 신체를 움직이는 시간이 얼마나 될까?

2. 자신의 신체 움직임 시간을 늘리는 방법이 무엇일까?

지식도 중요하지만, 신체가 약하다면
아무것도 할 수 없습니다

02 자본주의 이미지 사회에서 운동이란?

　예전에는 생산을 중요시하는 사회로 기업이 무엇을 만들고 사람들은 어떠한 직업을 가졌는지에 대하여 사람들의 삶과 기업의 가치를 평가하는데 비중을 많이 두었습니다.

　하지만 지금의 기업과 사람들은 이미지를 위해 시간과 돈을 소비하며 그 소비로 만든 이미지로 다시 생산하는 소비 사회로 좋은 이미지를 만들기 위해 노력하고 있습니다.

　사람들은 명품에 열광하지만, 그중 대다수는 기능과 견고함보다 고가의 이미지를 자신에게 부합함으로써 자신의 이미지를 명품으로 표현하는 것입니다.

현재의 기업도 마찬가지로 브랜드 이미지를 중요하게 생각하는데요.

세계 최고 기업 중 하나인 애플은 아이폰 광고를 제작할 때 기능 보다는 애플의 이미지를 보여주었으며 그 이미지에 사람들은 열광했습니다. 아이폰에 열광하는 사람들에게 왜 그 핸드폰을 선택하였는지 묻는다면 기능이 아닌 아이폰이기 때문에 선택하였고 아이폰이기 때문에 열광한다고 말할 수 있을 정도로 브랜드의 이미지는 너무나도 중요한 마케팅이 되어 버렸습니다.

지금의 애플을 만든 스티브 잡스는 디자인과 이미지를 중시하였습니다. 한 예로 스티브 잡스는 고급호텔에서 문고리 디자인이 마음에 들지 않는다는 이유 하나로 숙소를 다른 곳으로 바꿀 정도로 디자인에 예민하였습니다. 하지만 그 예민함이 특별한 디자인을 탄생시켰으며 기술과 결합하여 오늘날의 애플이 있게 하였습니다.

요즘 전자제품이나 여러 제품의 광고를 보면 과거 기능을 설명하는 것과 달리 삶의 윤택함을 느끼는 광고가 대부분이고 소비자 역시 그런 제품들을 선호하는 것을 알 수 있습니다.

현실이 아닌 영화 중에서도 지금의 이미지 사회를 내포하고 있는 매트릭스라는 영화가 있는데요. 영화 내용을 간단히 보면 가상 이미지 사회에 사는 사람 중 주인공 네오가 가상 이미지 세계에서 탈출하고 다시 가상 이미지 세계로 들어가 가상의 이미지 사회를 지키는 요원들과 싸움을 하는 내용을 담고 있습니다.

여기서 중요한 것은 현실 세계에서 두뇌와 컴퓨터를 연결해 가상 이미지 사회세계로 들어가 그 안에서 요원과 싸움을 하다가 총을 맞거나 죽음을 맞이하면 현실 세계에서도 죽는다는 것입니다.

위의 영화처럼 현대 시대도 이미지가 죽는다면 자신의 본체가 같이 죽을 수 있는 시대일 정도로 이미지는 사람과 기업을 대표할 수 있는 중요한 것이라고 볼 수 있습니다.

 물론 내면에서 나오는 이미지도 매우 중요함으로써 외형적인 이미지만을 위해 운동을 해야만 하는 것은 아니지만 외형적인 이미지를 만드는 것도 부지런함과 많은 생각, 노력 없이는 만들 수 없기 때문에 건강한 신체와 멋진 외형적 이미지가 선행되어도 내면이 건강해질 수 있다는 것을 말하고 싶습니다.

 그럼 운동으로 이미지를 어디까지 만들 수 있고 그만큼의 가치가 있는지 한번 짚어보기로 하겠습니다.

 주위에서 자기관리를 잘하고 이미지가 좋은 사람들은 대다수 운동을 자신의 삶에 넣고 있다는 것을 잘 알고 계실 겁니다. 자기관리를 위해 운동을 지속하려면 근면, 성실, 생각, 실천과 함께 목표와 계획을 잘 세우고 달성해야 합니다. 그다음으로 운동을 지속하면서 습관이 생기고 그것이 자기만의 패러다임으로 자리를 잡는 것이며 자존감과 자신만의 주관이 생겨 무한한 새로운 능력이 생기는 것입니다.

자신을 존중하고 사랑하는 사람이 자기관리 하는 것이 아니고 자기관리를 하는 사람들이 자신의 존엄과 가치를 알고 자신을 존중하며 사랑하기 때문에 운동은 자신만의 건강한 이미지를 만드는데 있어 필수적이라고 생각합니다.

사람들은 자신의 이미지나 건강을 위해 대중매체나 책등을 통하여 근력의 중요성을 많이 접하고 있는데요. 관심이 가중되는 웨이트 트레이닝에 대하여 짚어보겠습니다.

먼저 웨이트 트레이닝은 무슨 운동일까요? 사람들은 자칫 잘못하여 단어를 많이 혼동하여 헬스장에서 하는 운동을 마치 보디빌딩으로 착각하여 웨이트 트레이닝과 같다고 많이들 생각합니다.

하지만 보디빌딩은 몸의 근육을 성장시켜 그 발달의 결과로 경기하는 스포츠이며 웨이트 트레이닝은 모든 인간의 움직임에 필요한 신체적인 근육을 자신의 목적에 맞게 성장시키는 운동입니다.

예를 들어 태릉선수촌에 가면 모든 국가대표선수는 각자 종목이 다르지만 웨이트 트레이닝으로 자신에게 맞는 트레이닝을 합니다.

물론 많은 근력 운동은 보디빌딩과 비슷하지만 방법과 하는 방식이 완전히 다르다는 것을 말하고 싶습니다.

웨이트 트레이닝은 운동의 기본으로 신체적인 발달을 설계하고 발전시킬 수 있기 때문에 내면까지 건강해 질수 있다고 생각합니다.

그렇기 때문에 이미지가 중요한 시대에 웨이트 트레이닝으로 자신만의 내면과 외형적 이미지를 구축하여 애플처럼 자신의 이름과 이미지 하나로 사람들이 열광할 수 있는 이미지를 구축할 수 있을 것입니다.

∞ 노력은 천재를 만들고 신념은 기적을 부른다

* 자유스럽게 적어보세요 *

글은 실행의 큰 힘이 됩니다.

1. 나의 장점과 단점의 이미지는 무엇일까?

2. 나만의 좋은 이미지는 어떻게 만들까?

운동은 사람의 이미지를
극대화 시킬 수 있습니다

03. 운동을 해야 하는 단 한 가지 이유의 중요성이란?

우리가 어렸을 때 대학을 가기 위해 공부를 하면서 점수에 맞추어 대학을 진학하고 그 이후 졸업을 한 후에 자기 전공을 살려서 직장을 잡는 사람은 많지 않습니다.

왜냐하면 공부해야 하는 이유가 자기만의 이유가 아닌 남들이랑 비슷한 길로 가야만 한다는 이유로 공부를 해왔기 때문입니다.

누군가 이런 말을 했습니다. '하지 못하는 이유 100가지를 찾는 것 보다, 해야만 하는 이유 한 가지가 예술가를 탄생시킨다.' 이 말처럼 운동도 대부분 날씬한 몸 또는 건강을 지키기 위해서 등 비슷한 이유로 운동을 하는 것이 대부분이지만 보편적인 이유에서 벗어나서 명확한 자신만의 이유가 없다면 운동을 지속하기란 쉽지 않으며 흥미 또한 금방 잃어버릴 수가 있습니다.

몸이 정말 아파서 어쩔 수 없이 운동하거나 면접 등 필요성에 의해 운동을 하는 분들을 보면 정말 지속해서 열심히 하는 것을 알 수 있습니다.

위의 글에서 지속이 가능했던 것은 꼭 자신이 운동해야만 하는 하나의 이유가 원하는 것을 갈구해 찾아가는 사람의 본능에 부합되기 때문입니다.

보통 사람들은 건강 그리고 몸을 멋지게 또는 예쁘게 만들기 위해 운동을 하지만 그보다 명확한 여러 가지가 이유가 있을 수도 있다는 것을 생각해 보셨으면 합니다.

예전에 수업을 진행했던 회원님들 중에 정말 기억에 남는 몇 분이 계십니다. 공통점은 즐겁게 지속적으로 운동을 하신다는 겁니다. 그중 한 분은 운동하는 이유는 정말 명확하게 단 한 가지 세상에서 가장 행복한 순간인 독일 맥주와 치킨을 계속 먹기 위해 운동을 열심히 지속하였고 다른 누구보다 명확한 이유가 있어서 운동하는 순간도 행복해 보였습니다.

그리고 또 한 분은 체중이 많이 나가고 갑상선 기능 저하로 체력도 없는 상태에서 아기를 갖기 위하여 운동을 꾸준히 지속하였고 건강한 아기를 갖는 결과를 보기도 하였습니다.

모두 운동을 하는 명확한 이유가 있었고 행복한 결과와 행복한 삶을 운동에서 찾은 것입니다. 저 또한 20대에 남자 키로 179cm 몸무게 58kg의 마른 신체를 극복하기 위한 단 한 가지 이유로 시작한 운동이 이제는 직업이 되어있습니다. 처음에는 한가지의 이유지만 나중에는 수많은 나만의 이유가 생겨나 직업까지 발전하듯이, 자신만의 한 가지 이유가 단 하나의 이유에서 끝나지 않기에 운동을 해야만 하는 자신만의 한 가지의 이유는 정말 중요합니다.

만약 몸을 멋지게 또는 예쁘게 만들고 싶은 마음이 있다면 프로필 사진을 목표로 사진 안의 자신의 몸을 상상하면서 운동을 해보세요!

만약 멋진 몸을 가진 이성을 만나고 싶다면 미래에 멋진 몸을 가진 이성과 멋지고 예쁜 몸을 가진 자신이 데이트하는 것을 상상해보세요!

 만약 음식을 먹을 때 너무 행복하다면 음식을 마음껏 먹어도 체중이 유지되어 부러운 시선을 받는 자신을 상상해보세요!

 만약 자신감과 자존감이 낮으면 운동으로 누구나 쳐다보는 사람으로 자신감과 자존감을 가진 자신을 상상해보세요!

 만약 직장에서 상사에게 점수를 따고 싶다면 운동으로 자신을 관리하는 프로패셔널적인 모습으로 직장생활에서 상사에게 인정받는 회사생활을 상상해보세요!

 만약 자녀에게 감동을 주고 싶다면 운동으로 체력과 신체를 강하게 하여 자녀의 운동회에서 1등을 해 좋아하는 자녀를 상상해보세요!

 만약 나이에 비해 10년 이상 젊어 보이고 싶다면 운동으로 동창회에서 친구들보다 10년은 젊어 보이는 자신을 상상해보세요!

빙산의 일부분만 표현한 작은 이유들이지만 자신만의 단 한 가지 이유를 찾는다면 그 이유가 달성되는 순간 업그레이드된 다른 이유가 생길 것입니다.

작은 돌부터 큰 돌로 쌓아 웅장함을 내뿜는 피라미드처럼 작고 큰 수많은 이유들이 모이고 쌓여 누구나 부러워하는 웅장한 인생을 살 수 있습니다.

작아도 좋습니다. '팔씨름을 잘하고 싶다. 떡볶이를 자주 먹고 싶다.' 등 작고 언뜻 보면 웃긴 이유지만 자신이 해야만 하는 운동의 이유라면 그 이유로 운동을 시작하세요. 나중에는 나만의 운동 이유가 업그레이드되어 남들이 부러워하는 자신의 모습을 볼 수 있을 것입니다.

∞ 정말 중요한 것은 작은 것부터 하는 것이지만 작아서 사람들은 하지 않는다

* 자유스럽게 적어보세요 *

글은 실행의 큰 힘이 됩니다.

1. 행복했던 순간들에 이유를 적어보세요

___

___

___

___

2. 무슨 이유로 운동을 해야 행복할까?

___

___

___

___

∞

운동으로 행복을 가질 수 있습니다

04
운동을 해야만 하는 이유?

운동을 하는 이유는 사람마다 각자 다른 이유로 시작하여 진행하다가 또 각자 다른 이유로 운동을 잠시 하지 않거나 멈추기도 합니다.

여러분은 어떠한 이유로 운동을 하시나요?

- 이성에게 매력을 발산하기 위하여
- 허리나 목 등의 재활치료 목적을 위하여
- 체력이 떨어져 체력증강을 위하여
- 웨딩드레스를 예쁘게 입기 위하여
- 가수나 연기자로 직업상 자신의 몸매를 위하여
- 건강한 아이를 낳기 위하여
- 질병의 개선과 예방을 위하여
- 스트레스를 풀기 위하여

위와 같이 이유를 생각하자면 적으면 끝도 없이 글이 나올 것 같습니다.

하지만 위의 목록들만 봐도 운동을 해야만 하는 이유는 충분하며 운동은 사람이 살면서 실행해야 하는 필수적 요소라는 것을 알 수 있습니다.

그럼에도 불구하고 가장 하기 싫고 귀찮아하는 것이 운동과 다이어트란 것은 저 또한 잘 알고 있습니다.

이 책에서는 사람들이 운동을 꼭 해야 하는 이유를 각각의 다른 이유로 크게 분류해서 동기와 이유를 쉽게 풀려고 저술했지만, 이 단락에서만은 약간의 강요와 꼭 해야 한다는 단정적인 단어를 사용하고 싶습니다.

운동은 필수입니다! 밑에 빈 곳에 자신이 운동해야만 하는 이유를 하나씩만 적고 시작해보세요!

나중에 운동이 하기 싫고 동기가 떨어졌을 때 보시면 큰 도움이 될 것입니다.

내가 운동을 해야만 하는 이유?

1.
2.
3.
4.
5.

    운동을 못 하는 이유는 없습니다.

    꼭 해야만 하는 것에 못 하는 이유는 없을 것이며 하지 않는 것뿐입니다.

∞ 내일 시작한다는 것은 하지 않는다는 말과 똑같다

* 자유스럽게 적어보세요 *

글은 실행의 큰 힘이 됩니다.

1. 필수로 해야 하는 것들을 적어보세요. 예)밥 먹기, 잠자기

_____

_____

_____

_____

2. 필수로 위에 해야 하는 것을 안 한다면 어떻게 될까?

_____

_____

_____

_____

_____

∞

지속적인 운동은 인생에 필수입니다

05
운동을 왜?
비교하면 안 되는가!

세상에 모든 생명체와 사물은 그 자체만으로 존재 이유와 가치가 있고 빛이 나야 하지만 비교를 하면서부터 문제가 생긴다고 하여도 과언은 아닐 것입니다.

예를 들어 몇 가지 질문을 해보겠습니다.

- 비행기가 큰가요? 작은가요?
- 개구리는 큰가요? 작은가요?

답을 생각해보셨나요?

대부분 비행기는 크고 개구리는 작다고 생각하지만 그 자체를 본다면 그 자체는 크지도 작지도 않습니다.

비행기와 지구가 있습니다. 비행기가 작은가요? 지구가 작은가요? 지구와 비교한 비행기는 작습니다.

개구리와 개미가 있습니다. 개구리가 큰가요? 개미가 큰가요? 개미와 비교한 개구리는 큰 존재입니다.

비행기나 개구리나 무엇과 비교하느냐에 따라 크기는 작아지거나 커질 수 있습니다.

그러면 여기서 개구리만 보면 큰가요? 작은가요? 작지도 크지도 않을 것이며 비교 대상 없이는 작을 수도 커질 수도 있는 그 자체의 존재일 뿐입니다.

만약 운동하면서 이미 멋진 몸을 가지고 있는 사람과 나의 몸을 비교한다면 이미 열등할 수밖에 없을 것입니다. 또한 운동하는 방법이나 수행 능력도 잘하는 사람과 비교한다면 못 하는 처지로 있을 수밖에 없을 것이며 나중에 운동을 못 하는 사람과 비교한다면 난 잘하는 사람이기 때문에 더 이상 배울 것이 없는 사람으로 발전은 없을 것입니다.

남들과 운동을 비교하는 순간 운동은 잘 되지도 않을 것이며 잘하는 것도, 잘 못 하는 것도, 아니고 언제나 열등한 위치에서 스트레스만 받는 운동을 진행할 수밖에 없습니다.

마치 연인과 사랑을 하면서 그 자체만으로 사랑해야 하지만 점점 다른 이성과 비교한다면 더 이상 사랑이라고 말할 수 없는 것처럼 운동 또한 자신이 하는 운동의 의미와 이유, 방법 등을 자기만의 시점으로 사랑한다면 그 자체가 운동을 잘하는 것입니다.

하지만 비교 또한 잘 이용한다면 좋은 스킬이 될 수도 있다는 것을 말씀드리고 싶습니다.

방법을 말씀드리자면 이성을 사랑하는 방법도 어느 정도 알아야 하듯이 운동도 기본적인 방법을 익힌 후에 비교는 중간에 잠시 자신의 운동 방법을 체크 하는데 이용하면 비교 또한 더욱 좋을 스킬이 될 것입니다.

만약 1개월 정도 운동을 진행하다가 몸무게의 결과가 다른 사람들보다 2kg 정도 차이가 난다면, 진행한 방법을 다른 사람들이 해온 진행 방법과 비교한 후에 진행 방법 차이의 수정이 필요하다면 수정하여 진행합니다.

하지만 진행 방법의 차이가 나 자신에게 있어서 합

당한 이유와 의미가 있다면 그대로 진행을 하면 됩니다. 이렇게 비교는 운동을 진행하는 중간에 정확히 짚고 넘어가는 도구로 나만의 운동을 하는 고급 스킬로 이용하면 되는 것입니다.

만약 운동하면서 식단을 진행하다가 가족과 저녁을 맛있게 먹는 시간이 행복하고 의미가 있다면 그 시간을 즐기면 됩니다.

그리고 평일에 운동을 지속하다 일이 끝난 후 운동 시간까지 반납하고 그 시간을 사랑하는 사람과 길게 같이 보내고 싶다면 그 시간을 행복하게 보내면 됩니다.

그 자체가 가장 중요하기 때문에 그 자체가 괜찮다면 괜찮은 것입니다.

하지만 보편적인 방법과 자신을 비교만 한다면 위에 글처럼 행복한 시간을 선택하지 못할 것입니다. 또 한 가지 사람들은 운동하는 것보다 비교하면서 무슨 운동이 어떻게 하는 것이 좋다고 생각만 하고, 운동 방법과 결과 또는 데이터를 찾는 것에만 시간을 많이 소비함으로써 운동을 하는 것인지 운동 방법과 좋은 운동의 데이터만 찾는 것인지 꼭 한번 체크 해봐야 할 필요성이 있습니다.

중요한 것은 비교 없이 나만의 의미와 목표로 운동을 하면서 비교는 중간에 잠시 운동을 수정하는 스킬로 사용한다면 운동을 잘하고 즐겁게 하는 것이라고 생각합니다.

∞ 어제보다 발전한 오늘을 사는 사람들은 지금 이 순간이 얼마나 소중한지 알고 있다

* 자유스럽게 적어보세요 *

글은 실행의 큰 힘이 됩니다.

1. 잘하는 것과 못하는 것이 무엇일까?

_____

_____

_____

_____

2. 좋아하는 것과 싫어하는 것은 무엇일까?

_____

_____

_____

_____

∞

운동은 잘하는 사람과 못하는 사람이 없으며
그냥 즐겁게 하는 것입니다

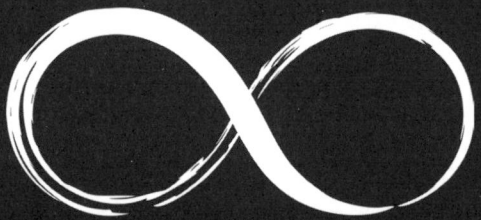

How - 어떻게

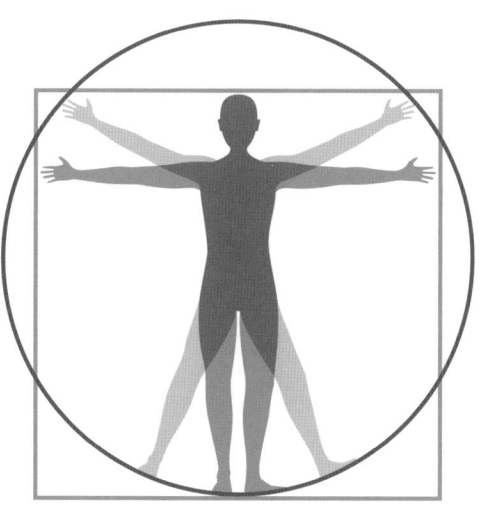

01 ∞ 이순신 장군님의 승리 기반

세계에서 유례없이 과거 한국전쟁에서 패배 없이 23전 23승 무패를 기록하신 이순신이라는 대단한 장군님 있었습니다.

운동 이야기인데 왜 이순신 장군님의 이야기가 나올까요? 그 이유는 운동이나 공부 또는 전쟁 등 어떠한 분야이든 삶에 꼭해야 하는 공통적인 것들이 있기 때문입니다.

예를 들면 성실, 근면, 노력, 책임 등 모든 일에는 목적 달성을 위해 상응하는 이유가 있습니다. 그래서 이순신장군님이 단 한 번도 패배하지 않은 업적의 이유를 알아보고 운동이라는 것과 같은 선상에 놓고 공통적인 방법으로 한번 풀어 보겠습니다.

학자들이 과거 전쟁에서 유례없는 23전 23승에 업

적을 만들어낸 이순신 장군님의 전략과 전술을 연구한 적이 있었습니다.

항상 승리한 여러 이유 중에 가장 중요한 첫 번째 이유는 패배할 것 같은 전투는 절대 출전을 하지 않았다고 합니다.

황당하고 누구나 생각을 할 수 있을 것 같지만 잘 생각해보면 패배를 예상하고 출전하지 않은 것은 반대로 승리를 예상하는 것으로 많은 생각을 하며 선견지명과 전략 그리고 수많은 변수를 고려하여 완벽하게 조합을 시켜야 할 수 있는 정말 위대한 능력입니다.

우리가 아는 유명한 명언이죠! 적을 알고 나를 알면 100전 100승이라는 말은 적과 나를 적용하여 이길 수 있게 전략을 만들고 완벽해질 때까지 여러 번 수정하는 매우 어려운 일입니다.

이순신 장군님이 매번 승리한 것은 이미 전략으로 전투에서 이겨놓고 출전한 것으로 모든 전략과 방법 그리고 정확한 타이밍을 맞추어 출전함으로써 정확한 개념과 방향성의 부분이 정말 중요한 것임을 제시하고 있습니다.

　명량이라는 영화로 더 유명해진 이순신 장군님이 왕에게 올리는 서신이죠.

"신에게는 아직 12척에 배가 남아있습니다."

　만약 이순신 장군님이 12척 아니 100척 있다 한들 이길 수 없는 전투였다면 아마 이런 서신은 올리지 않았을 겁니다.

　이길 수 있는 전투이기 때문에 이러한 행동을 하신 거죠. 그리고 전략을 완벽하게 준비하고 정확한 타이밍으로 기적의 승리를 이루신 겁니다.

　운동으로 보았을 때 운동을 시작한 목표와 자신이 원하는 부분이 있을 것입니다. 여기서 목표를 결심하고 의지로 시작할 수는 있지만, 결과는 성공적으로 장식 못 할 수도 있습니다. 만약 성공하고 싶다면 정확한 판단 즉 개념 그리고 방향성이 필요합니다.

그럼 다이어트와 운동의 개념과 방향 중 먼저 다이어트의 개념과 방향을 보겠습니다. 만약 여러분들이 곧 수영장을 가기 위해 한 달의 기간을 잡고 다이어트를 시작한다고 상상해보세요. 점심을 먹어야 하는데 다이어트 도시락은 없고 김밥 가게밖에 없는 난감한 상황 또는 식단을 해야 하는데 회사에서 식단이 정해져 있는 직원 식당의 점심 그리고 회사 직원들과 먹어야 하는 점심인데 메뉴 선택을 못 하는 상황 등 여러 가지가 있습니다.

이런 상황이 오면 오늘은 다이어트 실패라 생각하겠지만 다이어트 자체를 중단하지 않았다면 실패는 없는 것이며 리스크 상황만 있을 뿐 리스크를 최소한으로 만들면 됩니다.

사람들이 실패라고 생각하는 이유가 있겠죠. 이유는 다이어트 식단은 닭가슴살과 고구마 식단이라는 고정관념에 나온 것입니다.

운동선수도 아니고 운동이 직업도 아닌 각자 개개인의 생활과 서로 다른 수많은 직업을 가지고 각자 다른 목적으로 운동함에 있어서 생활에 차지하는 비중은 서로 다르다는 것을 꼭 명심하세요. 인터넷이나 이미 만들어진 틀 안에서만 생각하기 때문에 실패라고 생각하는 것입니다.

김밥을 먹는다면 야채 김밥에 단무지를 빼고 드시고 직원 식당에서는 국물을 빼고 쌀밥을 30%만 적게 드세요. 또한 직원들과 어쩔 수 없는 식사인데 메뉴가 만약 부대찌개라면 밥과 두부 그리고 밑반찬만 드시면 됩니다. 그 누구도 햄과 라면 사리를 먹으라고 강요하지 않습니다.

마치 부대찌개는 햄이랑 라면을 먹어야 할 것 같지만 그것은 자신이 선택한 것으로 모든 음식에서 너무 한 것만 제외해보세요! 라면과 햄은 본인이 선택해서 먹는 것이지 난 다이어트 중이라고 먹지 못한다고 말을 하지 않는다면 옆 사람들은 먹으라고 강요하지 않습니다.

이번에는 운동으로 개념과 방향을 보겠습니다. 오늘 너무 바빠서 운동을 30분밖에 못합니다. 그럼 여러

분들 어떻게 하시나요? 대부분 사람은 시간이 아까워서 이것저것 하다 하나도 제대로 하지 못하고 시간이 모자라 하면서 스트레스를 받습니다.

이것 또한 개념과 방법의 차이입니다.

30분만 집중해서 엉덩이 밑에 또는 어깨나 복부 등 자신이 하고 싶은 부위를 하나만 골라서 운동을 하면 재미있고 30분의 시간적 의미는 엄청나게 커질 것입니다.

운동을 잘하는 분들은 짧고 굵게 하며 공부를 잘하는 분도 시간에 구애받지 않고 상관없이 습관처럼 주어진 시간 안에 최선을 다합니다.

습관처럼 매번 최선을 다하는 사람은 정말로 어쩔 수 없이 못 하는 날은 인정하고 받아드리며 휴식의 시간으로 생각합니다.

휴식도 목표 달성을 위해 꼭 들어가야 할 과정이기 때문에 매일 습관처럼 하는 계획에 포함함으로써 전략적인 운동이 되는 것입니다.

너무 바빠서 며칠 동안 운동을 못 하면 불안하신가요? 습관처럼 매번 최선을 다한 사람은 지금은 일로 바쁜 시기일 뿐이라고 생각할 수 있습니다.

결론을 말씀드리면 지금 현시점에서 전략적으로 개념과 방향을 정확히 잡으면 항상 승리를 할 수 있다는 것입니다.

그리고 개념과 방향을 잡은 운동을 삶에 적용하면 각자 자신의 삶에 맞는 운동개념과 방향이 구축될 것입니다.

모든 것에는 리스크와 문제점 등 여러 가지 넘어야 할 산들이 있으며 운동 또한 마찬가지입니다.

적은 운동을 하는 데 있어서 방해요인이며 나는 나의 지금 시점과 상황입니다.

위에 두 가지 부분에 대하여 매번 전략을 잘 만든다면 이것이야말로 100전 100승일 것입니다.

이순신 장군님 또한 12척의 배밖에 없는 것을 인정하고 바다의 해류와 적군의 군함 배치 등 수많은 전략을 만들면서 그 상황에서 이길 수 있는 개념과 방향을 구축하여 승리를 거둘 수 있었던 것입니다.

자신의 현시점에 맞는 최적의 개념과 방향을 넣은 전략이야말로 매일 조금씩 변하는 일상의 속에 매번 승리할 수 있는 방법입니다.

한 번에 완벽해질 수는 없으며 완벽을 위해 진행하는 것입니다.

∞ 최선이라는 것은 후회 없는 행동을 만들게 한다

* 자유스럽게 적어보세요 *

글은 실행의 큰 힘이 됩니다.

1. 운동을 하는데 있어서 방해요인이 무엇이 있을까?

2. 방해요인에 대하여 최소한의 리스크로 만들 방법을 적어보세요

∞

주위 사람들한테 다이어트를 한다고 말하면
리스크가 커집니다, 말없이 혼자 하세요

02 실패도 생각을 전환하면 성공이다

 멋진 몸 및 다이어트 그리고 건강, 정말 많은 사람들이 도전하고 갈구하는 목표이지만 포기와 좌절로 사람들에게 어려운 도전과제로 곁에 남아 있습니다.

 수많은 다이어트 식품과 방법 그리고 수많은 운동 종류와 기구가 존재한다는 것은 아마도 조금 더 쉬운 다이어트와 운동을 모색하는 사람들의 욕망에서 탄생한 것이라고 생각을 해볼 수 있습니다.

 인생을 만약 작게 한 달로 본다면 불현듯 아침에 기분이 우울하고 어느 날은 불현듯 의욕과 즐거움이 넘치듯이 일 또한 좋은 일도 생기고 좋지 않은 일도 생기면서 반복적인 일상이 진행됩니다.

그 일상에서 사람들은 좋지 않은 일과 실패를 좌절로 인식하면서 스트레스를 받고 있습니다. 하지만 좋지 않은 일과 실패를 해결하면서 행복과 성취감을 느끼는 것이 인생이기 때문에 당연히 받아드려야 할 과제입니다. 마치 '왜 밤과 낮이 반복되는지.'생각하는 것과 같다고 생각합니다. 모든 사람은 밤과 낮에 시간을 나누어 잠을 자고 일을 하며 휴식과 공부 등 여러 가지를 이행함으로써 각자 자기만의 시간에 맞추어 일상을 살고 있습니다.

만약 실패가 밤이고 낮이 성공하는 타이밍이라는 가정하에 일상 속에서 밤에 잠을 깊이 자지 못하고 피곤한 밤을 보낸다면 낮에는 그 피곤함으로 일과 자신이 하고 싶은 것조차 진행하기 힘들 것입니다.

밤이 오듯이 실패 또한 어쩔 수 없이 오는 것이며 만약 실패 타이밍에 좌절과 포기만 하고 그에 합당한 행동을 안 한다면 마치 숙면을 하지 못한 것처럼 성공 타이밍에도 그 여파가 와서 성공을 맛보기는 힘들 것입니다.

그렇지만 실패 또한 계획하고 접근을 한다면 성공의 빛은 볼 수 있습니다.

행동과 생각 자체를 실패 또한 성공을 하기 위해 어쩔 수 없이 겪어야 하는 과정이라는 것을 받아들이고 실패 타이밍에 자신이 무엇을 하고 무슨 행동을 해야 하는지 계획을 잡아야 합니다.

여기서 운동과 다이어트 중 특히 다이어트를 실패하는 경우가 많은데요. 일단 언제까지 다이어트를 하느냐가 가장 힘든 질문일 것입니다.

문제는 체중감량 목표는 높고, 기간은 짧게 잡는다는 것입니다. 물론 짧은 기간에 식단만으로 체중감량에 성공한 사람들도 있습니다. 하지만 대부분 요요로 유지 못 하는 경우가 많습니다.

사람은 다이어트 후 언젠가는 음식을 다시 더 먹게 되고 먹으면 체중이 증가하는 것은 당연한 이치인데도 불구하고 사람들은 걱정부터 합니다. 그리고 어차피 다시 체중이 늘어나는데 왜 다이어트를 하느냐고 생각하며 다이어트를 하지 않는 경우도 많습니다.

진정한 실패는 부정적으로 받아들이는 것 자체가 실패이기 때문에 생각을 전환시켜 먹으면 체중이 늘어나는 것을 당연히 받아드리고 먹어서 체중이 증가하는 것조차 계획을 하면 극복을 할 수 있는 부분입니다.

생각의 차이가 세상을 바꾸듯이 생각의 차이가 나 자신을 바꿀 수 있는 것입니다.

운동과 다이어트를 병행하면서 어쩔 수 없는 일로 다이어트를 못 하거나 운동을 못 하는 경우는 휴식으로 잡으세요. 휴식도 꼭 해야 하는 것이므로 정말로 어쩔 수 없이 운동과 다이어트를 못하는 날이 생기면 휴식으로 계획을 변경시키면서 실패라는 생각을 계획하는 스킬로 전환해 진행함으로써 전체적인 계획을 유동성 있게 세운다면 좌절 없이 계획적인 운동과 다이어트를 진행을 할 수 있습니다.

당연히 먹으면 체중이 늘어나겠지만, 이삼일 사이에 갑자기 늘어나는 경우는 질병을 제외하고는 없으므로 늘어난 체중은 운동과 다이어트를 지속하는 날로 들어오면 금방 며칠 전 체중으로 내려옵니다.

체중이 1킬로 증가해 좌절하는 것이 아니고 어차피 1킬로 증가하는 것을 예상함으로써 며칠 후 다시 1킬로가 내려가는 것까지 잡으면 됩니다.

예로 만약 반년 동안 계획을 잡는다면 한 달은 강하게, 두 달은 유지하면서, 다시 한 달은 휴식의 달로, 또다시 한 달은 강하게, 마지막 한 달은 유지, 이런 식으로 크게 계획을 먼저 잡고 다음 한 달을 보면서 한 달 안에 변경되는 실패 타이밍을 휴식의 타이밍으로 조금씩 변경하며 계획을 세운다면 좋은 휴식과 집중력 있는 운동과 다이어트를 즐겁게 함과 동시에 좋은 결과를 얻을 수 있습니다. 실패를 당연히 받아들이고 생각을 전환시켜 자신의 상황에 맞게 지속하는 그 자체가 성공인 것입니다.

∞ 내가 못하는 것은 현실이 아니고 나의 생각일 뿐이다

* 자유스럽게 적어보세요 *

글은 실행의 큰 힘이 됩니다.

1. 다이어트 및 운동을 진행하다 실패한 이유를 적어보세요

2. 실패한 이유를 휴식의 시간으로 잡고 다이어트 및 운동을 계획을 세워보세요

다이어트는 실패란 없어요,
누구나 중간에 음식을 먹습니다

03 ∞
상대성과 절대성 운동

내가 알지도 못하는 순간에도 우리는 늘 선택을 하며 살아가고 있습니다. 신호등이 깜박거리는 순간 뛸지 말지 선택하고 행동을 합니다. 이러한 순간에도 여러 가지의 수와 현재 상황을 순간 계산하고 판단하여 움직일 것입니다.

이처럼 모든 선택에는 여러 가지 경우의 수와 사람마다 선택하는 기준점이 있으며 여기서 경우의 수는 상대성이고 기준점은 절대성이라고 말할 수 있습니다.

먼저 상대성 부분을 짚어보자면 상대성 하면 아인슈타인이 만들어놓은 상대성 이론을 먼저 떠올릴 것 같은데요. 저도 상대성이론이 관심 있고 재미있어서 공부를 하며 자료를 많이 보았지만, 굳이 양자 물리학

How - 어떻게

처럼 어려운 해석보다는 여기서 아인슈타인도 절대성이 있으므로 상대성이론이 나올 수 있다는 것만으로 이야기를 짧게 하려고 합니다.

아인슈타인의 상대성이론의 절대적인 기준은 빛이며 변하지 않는 속도를 갖고 있으므로 그 기준으로 상대성이 탄생할 수 있었습니다.

우리의 일상에서 예를 들자면 소개팅 자리에서 이성이 나의 이상형이라면 1시간 동안 이야기를 나누어도 30분처럼 느껴질 것이고 자신이 정말 싫어하는 스타일과 1시간을 이야기를 나눈다면 그 시간은 2시간처럼 느낄 수도 있을 것입니다. 위와 같이 1시간은 절대성, 각자의 시간 안에서 느끼는 체감은 상대성이라고 볼 수 있습니다.

이렇듯이 운동과 다이어트에서도 중요하게 생각하는 상대성과 절대성이란 상대적으로 자신만의 방법과 이론으로 적용할 수 있는 부분과 절대적으로 지켜야 할 것들을 짚어본 것입니다. 그럼 운동과 다이어트 안에서 본 상대성과 절대성을 보겠습니다. 먼저 다이어트 및 식단을 상대성과 절대성으로 구분한다면 자신이 먹어야 하는 하루 소비 열량의 양을 기준의 양보다 많이 먹으면 조금이라도 체중이 늘어난다는 것은 절대적이고 밥 2공기를 먹으면 체중이 늘어난다는 것은 상대성인 것입니다.

만약 남자 키가 185cm이고 근육질인 스포츠 선수가 하루에 운동을 10시간 하고 밥을 2공기 먹는다 한들 아마도 체중이 증가하지 않을 확률이 높을 것입니다.

하지만 위에 있는 선수가 자신이 하루에 먹어야 할 양보다 많이 먹는다면 체중은 늘어나겠죠!

체중 감량을 하는 사람들은 대부분 탄수화물을 나쁘다고 생각하고 탄수화물부터 줄입니다.

하지만 탄수화물은 우리의 몸을 움직이는 절대적인 에너지원이고 지방을 태우는 운동도 탄수화물이 없다면 저하 될 수밖에 없습니다.

물론 극한 다이어트를 하고 대회를 나가는 피트니

스 선수같이 필요성에 의해 최고조까지 다이어트를 해야만 하는 사람들을 제외하고 일반인들 기준으로 말씀드린 것입니다.

고구마와 현미도 탄수화물이며 밀가루와 쌀도 탄수화물이지만 왼쪽의 고구마와 현미는 gi지수가 낮아 체중 증가를 적게 시키며 오른쪽의 밀가루와 쌀은 gi지수가 높아 체중을 많이 증가시킵니다.

다이어트를 위해 무조건적인 탄수화물을 줄이기보다는 체중 증가를 적게 시키는 탄수화물을 선택하는 것이 좋은 방법입니다. 음식은 개개인에 따라 몸에서 받는 작용이 모두 다를 수 있으며 햄버거를 하나 먹더라도 기초대사량, 키, 성별, 하는 직업, 나이, 질병 등 변수로 인하여 신체에 흡수되는 작용이 다르기 때문에 식단은 정말 상대적일 수밖에 없습니다. 마치 술을 먹어도 사람마다 주량이 다른 것처럼 자신의 몸에 무슨 음식이 어떻게 흡수되는지 알아가는 것이 상대적인 식단의 포인트입니다.

만약 고구마가 좋지만 소화가 힘들고 몸에 맞지 않

는다면 굳이 고구마보다 현미, 귀리 등 다른 것을 선택하는 것이 좋으며 빵이나 과자 등을 먹어도 지방이 많이 늘지 않는다면 굳이 피할 필요도 없습니다.

다만 지방이 늘어나는 음식과 자신의 몸에 좋은 음식을 찾으려면 먼저 규칙적인 식단을 만들고 하나씩 대입하여 결과를 체크해야 합니다. 이번에는 운동에 있어서 절대성과 상대성은 무엇일까요!

사람들은 서로 '이런 운동이 좋다.' '저런 운동은 다칠 수 있다.' 이렇게 이야기하지만 정확히 말해서 좋은 운동과 나쁜 운동은 없습니다.

그렇지만 절대적으로 운동을 해야 건강하고 체력이 좋아지며 운동을 하지 않으면 약해지고 체력이 떨어지는 것은 사람마다 차이가 조금씩은 나겠지만 누구나 알고 있는 사실입니다.

그리고 상대적으로 내가 좋아하고 잘하는 운동과 싫어하고 못하는 운동이 있으므로 먼저 자신에게 맞는 운동 찾는 것이 먼저일 것입니다.

그럼 어떻게 찾을 것인가요?

답은 생각보다 쉽습니다.

재미있을 것 같으면 시작하고 재미없으면 쉬거나 그만두면서 여러 가지 운동을 하다 보면 그중에 자신의 몸에 반응이 빨리 오고 재미있는 운동을 찾을 수 있을 것입니다.

조금 더 꼼꼼하게 운동을 들여다본다면 현대 시대에 헬스장은 많은 사람이 찾아 운동하는 곳이며 그 안에서 건강 체력 멋진 바디 등 각각의 이유로 운동하고 있지만, 방법을 몰라 재미를 모르는 사람들이 대다수일 것입니다.

물론 자신에게 맞는 운동을 찾는 것도 중요하지만, 기본적인 것은 알아야겠죠!

만약 내가 책 읽기를 좋아한다면 최소한 글씨는 먼저 알아야 하고 게임을 좋아한다면 최소한 조종법 정도는 알아야 하듯이 선택한 운동 종목도 관심과 방법을 가지고 진행해야 합니다.

만약 헬스장을 선택하여 시작하였다면 자신의 기준에서 절대적 원리와 상대적 원리를 대입해보세요. '난 오늘 엉덩이를 만들고 싶다.'라고 절대적으로 원칙을 세웠다면 그에 맞는 상대적 운동을 하시면 됩니다.

 물론 여기서도 자신에게 맞는 엉덩이 운동을 찾으려면 최소한 하는 방법과 적극적인 시행 그리고 결과를 보면서 운동을 진행해야 합니다.

 만약 절대적인 원리 없이 그냥 운동을 하러 헬스장에 간다면 말 그대로 그냥 운동만 하는 것으로 목표와 목적이 없어 나중에 내가 이걸 왜 하는지 모릅니다.

 시간만 채우는 운동은 재미와 흥미를 떨어트리고 반대로 자신이 원하는 절대적인 목표와 자신만의 상대적인 운동을 한다면 즐거운 운동을 할 수 있을 것입니다.

 방법으로 조금 더 들어간다면 근육의 크기 성장을 하려면 무게를 무겁게 들어야 하는 절대적 원리와 상대적인 운동 순서와 방법이 있을 것이며 근육의 선과 지구력을 키우려면 가벼운 무게의 횟수를 반복하는 절대적인 원리와 상대적인 운동 순서와 방법이 있을 것입니다.

 이렇듯이 운동과 다이어트 안에는 절대적인 부분과

상대적인 부분이 존재하고 있으며 반드시 절대적인 원칙으로 목표를 잡고 그 방향으로 가기 위해 상대적으로 자신만의 운동과 다이어트 방법을 만들어 가는 것이 포인트입니다.

∞ 사람은 누구나 태어나는 동시에 죽음이라는 절대적인 마지막을 가지고 인생을 살아가지만 상대적으로 인생을 사는 방법은 다를 수 있습니다

* 자유스럽게 적어보세요 *

글은 실행의 큰 힘이 됩니다.

1. 절대적으로 지켜야 될 것을 한 개 정해보세요.

2. 정한 것을 진행하기 위해 상대적으로 할 수 있는 것을 적어보세요.

∞

작아도 정확한 목표를 세우고 여러 방법으로 해보세요

04 국, 영, 수 공부와 운동

 초등학교부터 고등학교까지 공부하면서 공부를 잘 하였거나 못하였거나 누구나 한 번쯤은 전체 과목 중 국, 영, 수의 중요함을 느끼고 차지하는 비중이 얼마나 큰 것인지 알 수 있습니다.

 국사, 음악, 체육 등등 여러 과목도 물론 중요하고 무엇 하나 중요하지 않은 과목이 없지만, 국, 영, 수가 중요한 이유는 물론 점수의 크기와 비중도 있겠지만 다른 과목보다 꾸준함과 지속적인 노력 그리고 이해력 등 과목 자체가 기초를 정말 중요시 하며 하루하루 쌓아온 결과가 있어야 발전할 수 있는 과목이기 때문입니다.

 중간에 잠시 몇 개월만 안 해도 지속해서 해온 사람

보다 현저히 떨어질 수밖에 없는 과목이 바로 국, 영, 수 과목이라는 것은 누구도 의심할 수 없는 사실일 것입니다.

 운동도 또한 국, 영, 수 과목처럼 중요한 것이 있지 않을까요?

 만약 운동을 잘하고 목표를 달성하기 위하여 학교 과목처럼 나눈다면 무엇으로 나눌 수 있을지 한번 나열해 보겠습니다.

 운동의 방법, 운동의 순서와 방법, 운동의 무게, 운동의 강도, 운동의 식단, 운동의 역학, 운동의 예의, 운동의 역사, 운동의 인체, 운동의 재활 등등 너무 많이 나눌 수 있지만, 이 안에서도 국, 영, 수처럼 중요하게 중심을 잡고 꼭 해야 할 것들이 있을 것입니다. 제가 생각한 중요한 것을 뽑아 본다면 운동의 방법, 운동의 식단, 운동의 역학을 뽑을 수 있습니다.

 여기서 국어를 운동으로 표현한다면 운동의 식단입니다. 이유는 아이가 성장할 때 양소가 들어와야 성장

하는 것처럼 운동의 식단 없이는 자신의 체력 및 근력의 향상을 할 수 없기 때문입니다. 식단도 레벨이 있듯이 극한 식단의 단계가 아닌 국어의 읽고 쓰기처럼 기본적인 식단을 먼저 해야만 합니다.

읽고 쓰는 것도 반복을 거듭하듯이 운동의 식단도 좋은 음식섭취를 반복함으로써 국어와 비슷하게 수행해 나가면 됩니다. 그리고 수학을 운동으로 표현한다면 운동방법일 것입니다. 만약 더하기 빼기를 할 수 없다면 인생을 살면서 계산을 못 해 물 하나 사 먹기 힘들 것이며 계산을 잘못하여 사람들에게 손해 보는 일도 생길 것입니다.

운동 또한 열심히 하여도 방법을 모른다면 계산을 잘못하여 손해 보는 것과 같이 결과에서 손해를 볼 것입니다.

간단하게 벤치프레스를 한다면 견갑을 모아 프레스를 하며 프레스를 하는 도중에 어깨가 앞을 빠져나오지 않게 하여야 부상 없이 가슴 근육을 정확히 자극할 수 있습니다.

운동의 방법을 알아야 부상 없이 자신이 원하는 운동 목적과 원하는 부위에 자극을 달성할 수 있으므로 운동 방법을 모르고 한다면 마치 더하기 빼기도 못 하는 어린아이가 10만 원으로 집을 살 수 있다고 생각한 것과 다르지 않기 때문이다.

마지막으로 영어를 운동으로 표현한다면 운동 역학이라고 말할 수 있습니다.

영어 또한 초등학교 전에 배우지만 깊게 공부를 하는 아이도 있고 나중에 하는 아이도 있으며 잘하면 잘할수록 나중에 너무 큰 도움이 되지만 국어와 수학처럼 인생을 사는 완전한 기초는 아닙니다.

간단히 벤치 프레스를 하는 데 있어서 관절을 각도와 중력, 방향 그리고 움직이는 힘에 저항, 방향을 고려하여 운동을 최적의 방법으로 하는 것인데 기본을 먼저하고 운동 역학을 적용하면 운동 레벨 자체가 완전히 다르기 때문입니다.

위에서 이야기하는 가장 중요한 세 가지만 기초적으로 조금씩 시작하여도 분명히 좋은 결과와 운동의 즐거움을 느낄 수 있을 것입니다.

∞ 피라미드도 하나의 돌부터 쌓아 올려 웅장함이 되었다

* 자유스럽게 적어보세요 *

글은 실행의 큰 힘이 됩니다.

1. 나는 식단 및 운동을 어떻게 했지?

2. 가장 쉬운 방법과 어려운 방법을 적고 위에 자신이 무엇부터 시작했는지 짚어보세요

∞

운동은 기초만 잡으면 즐거워집니다

05
자기 삶의 진행형 통제 다이어트

다이어트란 단어만 들어도 정말 힘들고 고달프며 누구나 싫어하는 단어일 것입니다.

다이어트는 언뜻 보면 간단하게 체중이 증가하는 음식은 피하고 운동을 지속해서 하면 성공 확률은 90% 이상이라고 할 수 있지만, 사람들은 대부분 성공을 하지 못하는데 왜일까요?

- 체중이 증가하는 음식을 몰라서?
- 체중 감량 운동을 몰라서?
- 체중 감량에 도움이 되는 음식을 몰라서?
- 하루 식단을 만들지 못해서?

위에 질문들은 정말 몰라서일까요? 아닐 것입니다.

정보화 시대에 그리고 현대 시대에 무엇을 먹고 얼마큼 먹고 매일 어떠한 운동을 하면 다이어트를 성공할 수 있을지는 검색을 30분만 하면 어느 정도는 알 수 있는 시대입니다.

그럼 대부분의 사람들이 생각하는 다이어트를 보도록 하겠습니다.

- 운동량을 늘린다
- 주말에만 먹자
- 한 달만 목표로 먹는 것을 줄이자
- 저녁만 먹지 말자
- 하루에 한 끼만 먹자

위에 글들을 보면 구체적으로 식품에 대한 계획이 없는 것이 문제입니다. 그래서 사람들은 우회하여 다이어트 식품과 약을 선택하고 심지어는 시술도 하는 것입니다.

다이어트의 기간을 설정하고 목표를 잡는 개념을 버리고 1년을 그리고 평생을 보면서 지속해보세요.

일 년 내내 다이어트? 평생 내내 다이어트? 듣기만 해도 힘드신가요?

다이어트를 하기 위해서는 스트레스를 안 받을 순 없지만 스트레스를 조금만 받고 지속해서 관리하며 효과를 유지 할 수 있는 방법이 있습니다.

방법은 어떠한 음식을 포기하든 밥, 과자, 초콜릿, 술, 등등 한 가지만 잡고 한 가지에 대해서만 2주간 20%를 줄이는 것입니다.

너무 많은 양을 줄이면 스트레스가 심해져서 지속을 못 하고 중간에 계속 실패를 반복함으로써 만약 2주간 20%를 줄인다면 약간의 감소한 체중이 몸에 적응하여 예전에 먹은 것보다 80%만 먹어도 스트레스를 받지 않고 감소한 체중이 유지가 되는 것입니다.

그다음은 다른 품목이든 같은 품목이든 다시 선택하고 2주간 20%를 줄이는 것입니다.

만약 밥을 선택하였다면 2주간 매번 20%씩 줄이

고 과자를 선택하였다면 매일 2주간 20%씩 줄이면 됩니다.

 자신이 무엇을 먹으며 선택을 하든 간에 한 품목씩 선정하여 2주 동안 20%씩 줄인다면 생각보다 괜찮은 체중 감소와 더불어 지속적인 자기만의 식단이 되어 가는 것입니다.

 또한 여러 가지 식습관과 음식량이 원래 먹는 양보다 2주에 20퍼센트씩 줄어든 식단은 몇 달이 지나 많은 체중 감소와 더불어 줄어든 음식량이 지금의 흡수력으로 정착되어 있으므로 스트레스 없이 계속 식단을 할 수 있습니다.

 처음에 20%는 적지만 문제 되는 음식도 나중에는 예전에 먹었던 양보다 거의 10% 미만으로 적어지기 때문에 어느 순간 자신도 놀랄 정도의 식단을 유지하게 됩니다.

 사람은 몸에서 필요하지 않다고 생각하는 음식을 찾지 않기 때문에 주기적으로 먹지 않는 음식을 굳이 찾지 않게 되며 반대로 주기적으로 먹었던 음식은 계속 몸에서 당길 수밖에 없기 때문에 주기적과 지속이 포인트라고 할 수 있습니다.

예를 들어 만약 갑자기 3일 동안 먹는 양을 2배로 늘린다고 체중이 한 번에 많이 불어나지는 않으며 조금 불어난다 해도 원래 먹던 양으로 식사를 한다면 며칠이 지나 다시 원상태의 체중으로 내려옵니다.

마찬가지로 3일 다이어트를 한다고 체중이 갑자기 많이 줄지는 않으며 다시 원래 먹던 양으로 식사를 한다면 조금 줄어든 체중은 다시 며칠이 지나 원상태의 체중이 될 것입니다.

물론 위에서 며칠이 아니고 2주 이상이라면 이야기가 달라지겠죠. 언제나 몸은 기억하고 지금 상태를 유지하려고 한다는 것을 잊지 마세요!

그 유지를 2주씩 잡고 20%씩 내려놓는 습관을 만든다면 몇 달 후에 체중이 빠진 몸은 그 시기 자체가 현재 시기가 되어 유지되는 몸이 되는 것입니다.

이런 식의 진행형 통제 다이어트의 더 좋은 점은 지속해서 작지만, 성공의 다이어트로 거듭나기 때문에 성취감과 동기부여가 계속되어 자신이 할 수 있다는 생각이 각인되고 언젠가는 2주간 조금 더 강한 다이어트를 할 수 있게 됩니다.

여기서 가장 중요한 것은 2주간 20%를 지속할 수 있는 음식을 선택하는 것이 중요하며 평생 20퍼센트씩 할 수 없으므로 중간중간에 진행형 통제 다이어트를 중단하고 현 상태를 유지한다면 예전에 먹었던 양보다 적어진 음식과 좋은 식단이 부담 없는 자신의 식단이 되는 것입니다.

즉 진행형 통제 다이어트를 중단해도 진행형 통제 다이어트를 시행하고 있는 것으로 이것이 평생 다이어트를 할 수 있는 방법인 것입니다.

이렇게 일상생활의 전체 식단이 순조롭게 잡혀 있으면 주말에 자유롭게 음식을 먹어도 평소 자신의 식단으로 돌아와 이삼일 안에 주말에 먹었던 음식의 체중증가 리스크는 없어짐으로써 즐거움이 있는 식단을 유지 할 수 있습니다.

진행형 통제 다이어트를 한번 시행해보세요! 즐거

운 삶이 펼쳐질 것입니다.

∞ 새로운 목표와 목적을 위해 매일매일 지속하는 능력이
   최고입니다

* 자유스럽게 적어보세요 *

글은 실행의 큰 힘이 됩니다.

1. 현재 쉽게 절제할 수 있는 음식 목록을 적어보세요

---

2. 음식 목록을 하나를 정해서 일주일 동안 얼마나 섭취하는지 적고 20%만 줄여보세요

∞

다이어트는 가랑비에 옷이 젖듯이 천천히 하면 됩니다

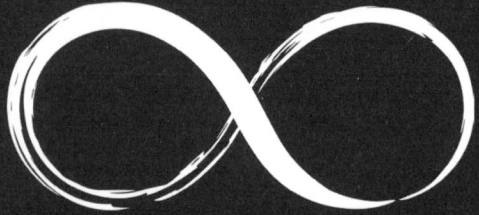

Think - 생각

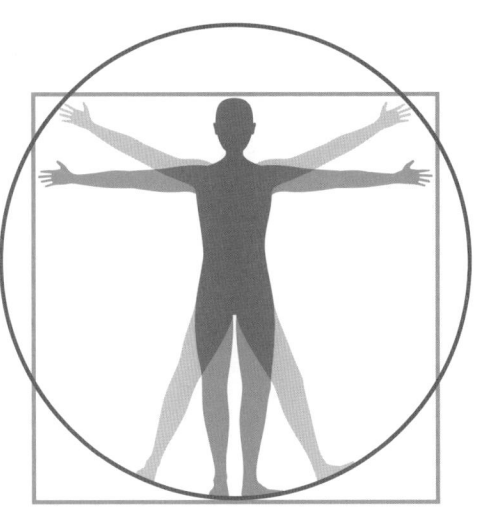

01 ∞
나이를 먹지 않는 타임머신 운동 그리고 시간

 타임머신은 영화에 많이 등장하며 한 번쯤은 타임머신을 타고 미래나 과거로 가는 상상을 누구든 한 번쯤은 해봤을 것입니다.

 우리의 시간은 흐르지만 모든 사람이 같은 방법으로 사용하지는 않습니다.

 예를 들어 a라는 사람과 b라는 사람이 1,000시간을 보낸다고 가정을 했을 경우 a라는 사람은 하루에 잠을 10시간 자고 나머지 시간에 별다른 발전 없이 일과 게임을 하였고 b라는 사람은 하루에 6시간을 자고 2시간은 운동, 2시간은 책을 읽고 나머지 시간에 일한다면 같은 시간을 보냈다고 할 수 있을까요?

 당연히 다르겠죠! 만약 b라는 사람이 건강을 지켜

생명이 좀 더 연장되고 운동과 규칙적인 삶으로 인하여 같은 나이에 사람들보다 신체적 나이가 젊다면 b라는 사람은 a라는 사람보다 발전한 인생을 살게 됨으로써 마치 타임머신을 타고 남들보다 더 많은 시간을 누릴 수 있는 것입니다.

하지만 운동을 함에 있어서 아무 이유 없이 남들이 하니까 그냥 하는 운동은 발전에 한계가 있습니다. 타임머신 운동이란?

운동을 못 하는 방해요소보다 먼저 자신이 해야 하는 이유와 의미를 먼저 찾는 것이며, 예를 들어 사랑하는 사람을 위해 어떠한 것을 준비한다고 하면 그것을 준비하기 위해 작은 시간도 놓치지 않는 마음과 같이 운동에 이유와 의미를 부여해야 합니다.

남들이 운동하니까 그냥 운동하는 이런 식의 행동은 발전에 한계가 있지만, 자신만의 이유와 의미를 부여함으로써 거기서 파생되는 여러 가지의 인생 변화를 만들어내어 발전의 한계를 깨는 것입니다.

만약 하루에 1시간 일찍 일어나서 운동을 시작하고 그 이유가 자신만의 가치관과 의미로 정착된다면 남들보다 인생에서 하루 1시간씩을 만들어 사는 것입니다.

작은 모래알이 모여 지반을 만들고 생물이 살아가는 것처럼 하루에 1시간이 인생 전체를 바꿀 수 있습니다.

그리고 1시간은 1시간으로 끝나지 않으며 1시간으로 만들어진 자신에 삶의 발전은 또 다른 1시간을 만들 수 있습니다. 한 가지 미래의 팁을 드리자면 타임머신 운동을 진행하다가 하루하루 힘들어져서 지쳐도 걱정 마세요!

저 또한 운동을 하고 싶지 않을 때가 있기 때문에 한 달에 재미있게 운동하는 날은 불과 10일 정도밖에 되지 않으며 나머지 20일은 유지의 시간으로 보내지만, 이것은 잘못된 것이 아니고 당연한 것입니다.

사람의 마음은 아무 이유 없이 기분이 좋은 수도 있으며 또한 우울할 수도 있으므로 나 자신조차 나의 하루가 시작되면서 어떠한 마음가짐으로 출발할 것인지 본인도 모르는 것이 사람입니다. 즉 사람은 아무리 좋아하는 것이라도 매번 좋고 똑같은 마음가짐으로 할 수 없기 때문에 10일을 위해 나머지 20일을 투자하는 것입니다.

이제 타임머신 운동으로 시간을 통제하여 자신의 신체 기능과 삶의 질을 올려 보세요.

∞ 시간은 없다는 말은 내가 하지 않는다는 말과 같은 것이다

* 자유스럽게 적어보세요 *

글은 실행의 큰 힘이 됩니다.

1. 하루 일과를 적고 운동시간을 만들어보세요.

2. 난 1년 동안 운동을 몇 시간 할 수 있을까?

운동은 많은 시간을 필요치 않아요,
하루에 20분이 모이면 엄청난 시간이 됩니다

02 가족에게 주치의가 필요하다

 '병원에서 병을 고치려다 병을 얻어 온다.' 그리고 '모르고 놔둔 작은 병과 상처가 큰 상처와 병으로 발전할 수 있다.'라는 말이 있듯이 몸이 아프거나 상처가 생긴 것에 대하여 어느 정도 초기에 대처하는 것이 좋으며 반대로 작다고 생각하는 병과 상처도 판단하여 병원을 찾아가 초기에 큰 병과 상처를 방지할 수 있으므로 대처 방법의 지식은 알아야 한다고 생각합니다.

 여기서 이야기하는 주치의는 전문적인 의사를 흉내 내는 것이 아닙니다. 운동을 하면서 여러 가지 지식을 습득하게 되는데 만약 가족 중에 상처와 병이 작지 않다고 판단이 되면 안 가도 된다고 떼를 써도 병원을 보내야 하는 주관이 생기고 작은 시행으로도 병원을

Think - 생각

찾기 전에 아니면 병원을 굳이 찾지 않고 빠르게 대처할 수 있는 것을 말하고 싶은 것입니다.

물론 병원에 가서 별거 아니라고 할 수도 있지만, 예방 차원에서 큰 병이 의심된다면 가서 확인하는 것이 맞으며 발목을 접질려서 살짝 다친 발목이 만성으로 발전 못 하게 냉찜질과 온찜질로도 충분히 예방할 수 있기 때문입니다.

저 또한 가족에게 도움이 되었던 경험이 있기 때문에 중요하다고 말할 수 있는 것입니다.

몇 번의 경험 중 한 가지를 말하자면 예전에 어머니한테 전화 한 통이 왔었는데 말씀하시기를 이상하게 아버지가 잠만 자는데 소리가 조금 이상하다고 이야기를 하셨습니다.

저는 바로 어제저녁에 상황과 요즘 드시는 식사 패턴 등 여러 가지를 물어보았는데 요즘 식사를 잘 못 하시고 당뇨약은 꾸준히 드시며 당뇨에 좋은 식품을 드신 후 수면 시간이 길어졌다고 말씀을 하셨습니다.

그런데 오늘은 이상한 소리를 내면서 흔들어도 잠

만 주무신다는 이야기를 듣고는 모든 것을 종합해본 결과 저혈당을 의심하였습니다.

물론 통화 시간과 생각을 종합하는 시간은 불과 1분 정도밖에 소요되지 않았습니다.

어머니에게 바로 119에 신고하라고 말씀을 드리고 부모님 집이 10분 거리도 안 되어 바로 부모님 집으로 출발하였습니다.

신고한 후 출발하였기 때문에 바로 119가 도착하였고 어느 정도 응급조치를 한 후에 병원으로 출발을 하였으며 도착 후에 병원에서 저혈당 쇼크라고 이야기해주었고 조금만 늦었어도 어떻게 되었을지 몰랐다고 의사가 말을 전하였습니다.

아버지는 링거 주사와 휴식을 통해 5시간 후 바로 퇴원을 하셨고 우리 가족은 안도의 한숨을 내쉬며 함께 식사를 하였습니다.

만약 운동을 하지 않아 몸과 질병에 관심이 없었다면 작은 쇼크가 나중에 얼마나 큰 결과를 초래하는지 알 수 없었을 것이고 대충 기다려봐 내가 가볼게 하다가 큰 낭패를 볼 수도 있는 상황이었던 것입니다.

예를 들어 운동을 시행하다가 속이 매스껍거나 머리가 살짝 어지러운 것은 대부분 약간의 당 저하나 산소량이 뇌로 충분히 공급되지 않는 경우입니다.

보통 사람은 5분만 쉬거나 사탕을 먹고 휴식을 조금만 취해도 바로 회복이 되지만 무시하고 계속 운동을 시행하다가는 급격한 저혈당 쇼크나 머리로 가는 산소가 결핍되면서 쓰러질 수도 있습니다.

평생 한 번 일어날까 말까 하는 상황일 수도 있지만, 누구에게나 언제 어디서 올 수 있는 상황이기 때문에 작은 지식이 인생을 좌지우지할 수도 있습니다.

운동을 하다 보면 생각보다 여러 가지 정보를 습득하고 자신에게 대입할 수밖에 없게 되며 운동을 하다 다치기도 하여 다친 것에 대하여 대처방법과 원인을 알 수 있게 됩니다.

또한, 운동으로 작은 목표와 큰 목표로 가려면 자신의 몸 상태를 파악하고 여러 가지 리스크에 대하여 대처하고 시행해야 하므로 리스크를 처리하기 위해 공부를 하다 보면 다른 정보들도 같이 습득을 하게 됩니다.

구조로는 허리 디스크나 척추 측만 등이 있을 것이며 기관으로는 신장과 간 등 운동을 함으로써 기본적으로 알아야 할 지식이 많습니다.

자신의 몸이 틀어져 있는 것도 알 수밖에 없게 되어 대처 방법을 세우게 되며 근력 향상과 다이어트에 대하여 알아 가면서 신체 기관과 기능에 대하여 조금씩 알아 가면서 나중에는 시간이 지나 운동의 레벨이 올라갈수록 지식 레벨도 같이 올라가는 것입니다.

건강에 있어서 신체적 능력 향상을 위하여 어디에 무슨 음식이 좋은지 또는 질병에 어떠한 음식이 좋은지 알게 되는 것뿐만이 아니라 나이가 들면서 오는 성인병과 질병에 대하여 알게 되어 병을 예방할 수 있는 것입니다.

사실 전문 트레이너가 아니라고 해도 운동을 지속해서 하고 자신의 몸을 관리 하시는 분들을 보면 놀랍게도 많은 지식을 가지고 있습니다.

마치 요리를 배우지 않아도 아이를 키우면서 건강하고 맛있는 음식을 만들어 나가는 세상에 어머님들을 보면 그동안 음식을 만든 그 세월이 지식과 노하우가 되어 왜 맛이 나지 않는지 음식을 정확히 파악하는 능력이 생기는 것과 같습니다. 가족의 건강을 위해 음식을 만들며 질병 예방을 위해 또는 아픈 몸을 회복하는 가족을 위해 음식을 만드는 어머님들을 보면 정말 가족에게는 여신 같은 존재입니다.

운동 또한 우리가 생각하는 것보다 가족에게 많은 도움을 줄 수 있으며 가족을 건강을 지키는 가족만의 주치의가 될 수 있는 것입니다.

∞ **나 자신의 삶의 궁극적인 목적은 나 자신이지만 인생의 의미는 가족과 함께이다**

* 자유스럽게 적어보세요 *

글은 실행의 큰 힘이 됩니다.

1. 난 1년에 병원을 몇 번 갔을까?

2. 우리 가족은 1년에 병원을 몇 번 갔을까?

운동하면서 가족에게 도움이 되면
정말 행복합니다

03 ∞
운동으로 인한 작위에 대한 손실

일단 작위의 뜻을 짚고 넘어가 보면 작위란 간단히 말해 자신이 스스로 어떠한 행동을 하는 것이며 작위에 대한 손실은 자신이 스스로 어떠한 행동을 함으로써 그로 인해 생기는 손실에 대하여 말하는 것입니다.

사람은 생각보다 작위에 대한 손실을 많이 두려워하고 눈에 보이지 않는 손실에 대하여 굉장히 둔감하고 관대합니다.

만약 a라는 사람과 b라는 사람이 있습니다. a라는 사람이 아무런 자신에 투자 없이 그냥 대충 면접을 보았을 때 직장에 합격할 확률은 낮을 것입니다. 투자로 인한 눈앞의 금전적인 손실이 보여 그렇게 몇 군데 떨어지면 그동안에 일하면서 벌 수 있는 돈을 손해를 보는 것입니다.

b라는 사람은 면접을 위해 관련 공부와 이미지를 위한 운동, 의류 등 자신에게 투자하여 작위에 대한 손실을 감행한다면 직장에 합격할 확률이 높아지기 때문에 미래에 대한 이익을 볼 수 있는 것입니다.

운동도 마찬가지로 하루하루 시간과 금전을 통하여 자신에게 투자하여 해 나가야 하는데 대부분 돈을 벌기 위해 '돈을 벌 시간도 없는데 운동할 시간이 어디 있어!' 또는 '내 나이에 날씬해져서 뭐해! 지금은 운동할 때가 아니야' 하며 각각의 이유로 작위에 대한 손실만 보며 운동을 하지 않습니다. 그러나 그로 인해 미래에서 오는 손실에 대해서는 둔감한 채 운동은 가끔 시간 날 때 하는 것이 현대 사회의 사람들의 생활일 것입니다.

일단 사람들이 생각하는 운동을 함으로써 생기는 눈앞에 보이는 작위에 대한 손실을 보자면 운동을 하면서 발생하는 비용은 대략 한 달 평균 5만 원 그리고 이동시간을 합쳐 하루에 2시간의 시간 그다지 크지 않은 손실이지만 다들 눈앞에 보여 크다고 생각을 합니다.

 하지만 체력과 몸이 약해져서 오는 질병으로 인한 병원비, 치료시간은 눈에 보이지 않아 결국 손실이 생길 것입니다. 저는 운동으로 건강한 체력으로 인한 미래에 대한 이익은 생각보다 무궁무진할 정도로 크다고 생각합니다.

 사람이 살면서 상상을 초월하게 도움이 되는 것들이 있는데 그것은 독서와 운동입니다.

 세계에서 유명하게 성공한 사람들에게 '신에게 능력을 하나 받을 수 있다면 어떠한 능력을 받고 싶습니까?'라고 물었는데 위 질문에 다 같이 입을 모아 책을 빨리 읽을 수 있는 능력이라고 답을 하였다고 합니다. 독서는 인간의 삶에 정말 큰 영향과 도움을 줍니다. 운동도 삶의 질과 향상의 발전은 독서와 비슷하다고 이야기할 수 있습니다.

눈앞에 보이는 작위에 대한 손실로 인하여 운동을 미루지 말고 운동을 인생에 넣어보세요. 그리고 작위에 대한 손실은 다시 이야기하자면 스스로 움직여 오는 손실이 아니며 자기가 스스로 움직여 실행하는 자신의 투자입니다.

두뇌와 지식은 독서로 투자하고 몸과 체력은 운동으로 투자하세요. 이 두 가지가 된다면 정신과 마음 그리고 더 나아가 행복한 삶을 즐길 수 있는 것입니다.

∞ 연인이 사랑하게 되면 연인과 보내는 시간과 금전의 손실은 보이지 않습니다

* 자유스럽게 적어보세요 *

글은 실행의 큰 힘이 됩니다.

1. 행동을 못 해서 손실 난 것을 적어보세요

---

2. 운동을 해서 생기는 이익이 무엇이 있을까?

운동은 진행하면
생각보다 많은 이익이 생겨납니다

04 ∞
지구에서 본 우주, 우주에서 본 지구

 사람들은 결과가 나와 있는 것만 보고 정답으로 간주한 나머지 아는 것이 무조건 바르다고 생각을 하는 경향이 많습니다.

 그리고 그중에 몇몇 사람들이 호기심과 의문으로 그 고정관념을 깨고 증명을 하며 발전을 하지만 그 증명이 나중에 다시 원점으로 돌아오기도 합니다.

 이러한 패턴으로 사람들은 발전하지만, 불과 몇백 년 전까지만 해도 사람들은 지구를 네모라고 생각했으며 지구가 우주의 중심으로 우주가 돌아간다고 생각했을 만큼 과거와 현재는 다른 과학적인 증거로 너무나도 많은 차이가 생깁니다.

 지금 나온 결과가 맞지 않을 수도 있고 맞을 수도

있으며 물론 지구는 둥글고 지구는 태양을 중심으로 돌고 있지만, 사람들의 생각이 언제나 틀릴 수 있다고 생각합니다. 이유는 사람마다 관점이 다르기 때문입니다. 여기서 관점의 차이가 결론을 내리는데 만약 어떠한 사물이나 다른 사람의 성향을 볼 때는 이미 나온 결과의 데이터로 그 사물이나 사람을 대입해서 좋다 나쁘다를 판단을 합니다. 그런데 이미 나온 결과물도 틀릴 수 있기 때문에 관점의 차이가 매우 큰 역할을 할 수 있습니다.

그렇기 때문에 결과 데이터에만 치중해서 자신을 판단하면 발전적인 방향으로 가기 힘들게 됩니다.

만약 우주를 관찰할 때에는 지구의 관점에서 우주를 봐야 우주를 볼 수 있고 지구를 보려면 우주에서 봐야 관찰을 할 수 있지만 이해를 하려면 관점을 지구 안에서 지구를 봐야 이해할 수 있기 때문에 결국 나를 알려면 나와 다른 입장에서 나를 보고 다시 내 안에서도 나를 보아야 정확히 알 수 있는 것입니다.

즉 밖의 시점과 안의 시점을 다 보아야 본연을 판단

하고 이해할 수 있다는 뜻입니다.

그럼 운동은 어떨까요?

수많은 운동순서와 방법, 수많은 다이어트 방법들이 인터넷의 정보로 넘쳐나고 있는 시대에 사람들은 무엇이 맞으며 무엇이 틀리다고 논쟁을 많이 하지만 시행보다는 정보를 찾고 정보에 관해서만 이야기하는 것이 현재 운동의 실태입니다.

사람들은 운동과 다이어트 이 두 개를 하기 위하여 검색과 책을 통하여 좋은 것을 찾고 찾은 정보를 시행하기보다는 이 정보들이 좋은지 나쁜지 또 다른 정보에 비교하며 모아놓은 결과의 바다에서 헤어 나오지 못하고 있습니다.

그렇기 때문에 나의 운동과 식단을 정확히 보려면 관점을 밖의 시점에서 결과의 자료를 찾으며 그것을 시행하고 중간에 다시 나의 관점으로 나에게 좋은지 나쁜지 판단하여 계속 시행을 할지 말지를 결정해야 합니다. 그리고 시행했을 때에는 내가 시행한 결과와 이미 나온 결과를 비교해서 수정해야 합니다.
 또한 새로운 방법을 다시 내 안으로 가지고 와서 새로운 시행을 반복함으로써 나의 시점과 나 외의 시점을 이용하여 나의 운동으로 발전을 시켜야 합니다.
 그렇습니다. 운동은 진행이고 움직임이기 때문에 만약 이것이 다고 결론을 내려버리면 더 이상의 발전 없이 거기까지만 시행할 수밖에 없는 것입니다.
 출발에 과의 산물만 보고 시행하게 되면 끝에는 그 결과 성공과 실패로만 판단하게 되므로 목표까지 왔고 생각하여도 발전은 딱 거기까지입니다.

 지구에서 우주를 보고 우주를 알고 싶어 지구에서 할 수 있는 것을 연구하여 로켓을 만든 다음 우주로 가서 탐구하여 다시 지구로 결과를 가져와 예상했던 것과 비교함으로써 그 결론으로 새로 발전된 결과물을 만들 수 있는 것처럼 운동도 나와 밖의 시점을 서로 발전적으로 공유해야 합니다. 또한 사람들이 우주에 호기심을 풀고 싶을 때 가까운 달부터 탐구하고 이제는 목성과 블랙홀까지 알아가듯이 운동 또한 작은 것부터 알아가며 지구와 우주처럼 나의 운동과 새로운 운동을 탐구하여 운동으로 나 자신을 알아 가는 것이 진정한 발전이라고 말할 수 있습니다.

∞ 모든 것은 맞다고 결론을 내리는 순간 발전은 없고 비교만 될 뿐이다

* 자유스럽게 적어보세요 *

글은 실행의 큰 힘이 됩니다.

1. 내 입장에서 나는 운동을 어떻게 진행했었지?

2. 3자의 입장에서 나는 운동을 어떻게 진행했었지?

∞

운동을 진행하면서 더 좋은 방법을 찾고
자신에 것으로 만들면 됩니다

05 ∞
노자와 운동

 옛날 왕은 신이 선택한 자만 되었고 신이 사람들이 살아가는 삶의 방향을 제시했으며 신의 뜻으로 사람이 살아가는 이유와 의미를 찾아가는 시대를 거쳐 가면서 이후에는 섬기는 대상이 신에서 조상으로 변했고 사상 또한 변하기 시작하였습니다.

 사람들의 가치관이 발전하면서 점차 자기가 사는 삶의 이유를 자신의 안에서 찾기 시작하였고 사람들은 살아가는 이유와 의미를 포괄적으로 계속 찾아가며 지금까지 이어져 'who am I?', '나는 누구인가?'로 사람들의 가치관은 끝없이 질문하고 발전을 해오고 있습니다.

 노자의 사상은 모든 것이 결론과 단정을 내릴 수 없는

진행형이며 누가 봐도 내가 잘못을 하고 있다고 한들 내가 행하는 것이 나만의 이유와 의미가 있다면 괜찮다는 것인데요. 물론 남에게 피해를 주어서는 안 되겠죠!

 모든 사람은 주관적으로 생각하며 저 또한 주관적이고 어떤 면에서 이기적이지만 일부러 남에게 피해를 주지 않는 원칙 안에서 내 것을 찾아가면 되는 것이라고 생각합니다.

 그렇지만 사람들은 생각보다 남의 시선을 많이 생각하고 보편적인 결론의 길로 가는 경향이 더 많기 때문에 사람은 주관적으로 살아야 한다고 생각을 합니다. 주관적으로 자신만을 바라보는 시각이 있어야 자신을 제대로 볼 수 있다고 표현하고 싶습니다. 즉 자신의 삶을 주관적으로 자신만의 색깔로 바르게 나아간다면 결국 모든 사람들이 서로 비난하거나 눈치를 보지 않으며 틀에 박힌 보편적인 인생보다 발전한 인간다운 삶을 살 수 있을 거라고 생각합니다.

 운동 또한 주관적이어야 하는 이유는 지금 나온 운

동방법과 수많은 형식은 그저 정보일 뿐 그것을 이용하여 자신이 발전해야지 그 정보들의 같은 답을 만들고자 자신이 운동한다면 그저 흉내만 내는 행동이 되어버리기 때문입니다.

모두 다 같은 목표로 운동을 하는 것이 아니고 자신만의 목적과 이유로 운동을 해야 합니다.

노자의 뜻과 개념 또한 정보와 지식으로 받아들이고 나를 발전하는 도구로만 쓰일 뿐인지 섬기거나 그것이 옳다고 결론을 내리지 않습니다.

노자가 사는 이유를 도(道) 안에서 찾아다닌다면 저 또한 사는 이유를 인운학(人運學)에서 찾는 것입니다.

사람은 과거로부터 이어와 지식의 중요성이 점점 커지고 있지만, 우리가 생각하는 것보다 운동은 사람들에게 있어서 지식과 독서만큼 중요한 자리를 잡아야 하며 과거로부터 이어온 발전한 사람들의 삶이 다시 이어져 미래에는 지식, 독서, 운동으로 같이 발전하기를 저는 소망합니다.

저는 운동으로 인생을 발전시킴으로써 공부와 독서를 하게 되었습니다.

운동은 이제 보편적인 개념에서 자신만의 이유로 행하는 새로운 형태로 전환 되어야 한다고 생각합니다.

이 책에서 소개된 인운학(人運學)도 결론을 내릴 수 없는 이유가 진행형이며 그 자체가 발전하는 도구이므로 인운학(人運學)은 표현방법과 정의를 내릴 수 없다는 것이 가장 근접한 표현일 것입니다.

운동은 인운학(人運學)으로 나의 인생이 되어버렸고 내가 운동과 인운학(人運學)을 지속하면서 그 안에서 의미를 찾는 이유는 내가 사는 의미와 모든 것이 연결되어있기 때문입니다.

∞ 기우제를 지내어 비가 오는 방법은 비가 올 때까지 기우제를 지내면 된다

* 자유스럽게 적어보세요 *

글은 실행의 큰 힘이 됩니다.

1. 자신이 좋아서 행동하는 것을 적어보세요

2. 그 행동으로 남한테 피해가 갔을까요?

운동은 남에게 피해를 주지 않고
자신이 발전할 수 있는 가장 좋은 방법입니다

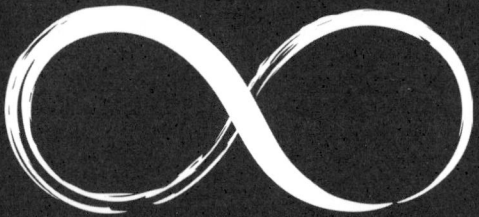

Episode - 에피소드

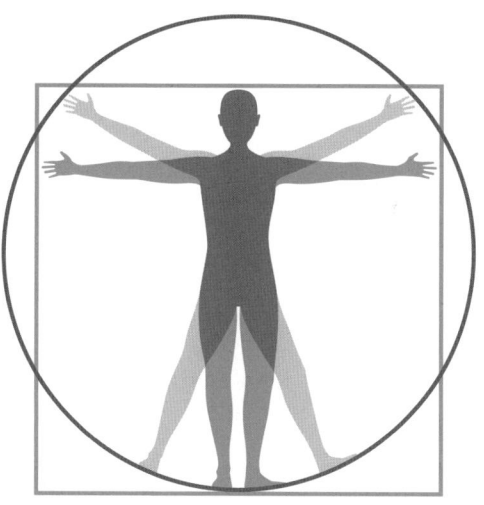

1988년 88서울올림픽 그리고 운동 축제 속에 탄생한 운동의 꿈

 1988년 88서울올림픽 개최로 전 세계에 한국을 알리는 역사적인 그해 저는 고작 10살이었습니다. 30년 전 일 일지만 지금도 올림픽 당시 화면에선 성화에 불을 붙이려고 원판이 하늘 위로 올라가고 있었지만, 순간 내가 마치 하늘을 올라가는 것 같았고 그날 밤 올림픽 꿈을 꾼 기억이 오랜 시간이 지나도록 나의 기억에 생생하게 남아있습니다.

 그 88올림픽의 추억과 기억은 정식종목으로 채택된 태권도 때문이었습니다. 그 당시 한국의 전통무예 태권도로 금메달을 목에 건 선수들의 환상적인 발차기와 금메달을 획득한 선수들의 표정과 감동은 표현할 수 없지만, 자유와 감동으로 다가와 심장이 뛰었습니다. 저의 생에 그 시점이 처음으로 꿈과 확고한 목표가 생겨난 것입니다.

그 꿈과 목표는 태권도로 올림픽에 출전하여 금메달을 획득하는 것이었습니다. 운동이 내 심장을 뛰게 한 것인지, 심장이 뛰고 싶어서 운동을 선택한 건지는 잘 모르겠습니다. 하지만 그 선택은 본능이었습니다.

그때부터 중학교 2학년까지 매일 태권도를 수행하면서 올림픽에서 금메달을 목에 거는 생각을 하며 잠이 들면서 내 마음은 이야기했습니다. '행복하다, 나는 할 수 있다'라고. 하지만 인생이 녹록지 않듯이 저에게 큰 시련이 오고 말았습니다. 심한 허리의 통증으로 병원에서 진료를 받고 의사는 저에게 선천적으로 허리가 돌아가 있어서 일상생활에는 문제가 없지만 과격한 운동을 못 한다는 이야기를 하였습니다. 수술시 일상생활까지도 힘들 수 있어 수술보단 무리한 운동을 하지 말라는 의사의 말과 함께 나의 첫 번째 꿈은 서서히 늪으로 빠져들고 있었습니다. 허리 통증은 계속되었고 부모님의 체육 고등학교 진학 반대로 내 첫 번째 꿈과 목표는 여기서 막을 내리고 말았습니다.

 꿈이란 게 무너져 보니 아무것도 하고 싶은 마음이 들지 않았습니다. 1년 정도 방황을 하고서는 존재 자체가 무의미로 다가왔고 세상에는 봄이 찾아왔지만, 저에게는 여전히 겨울밤이 지속되었습니다. 그날도 다른 날과 다르지 않게 아무런 생각 없이 길을 걸으며 어디로 가는지 모르는 나 자신과 함께 시간을 보내다가 우연히 지나가는 길에 멋지게 춤을 추는 것을 보았습니다. 춤은 무의미한 나의 삶에 빛이 되었고 내 마음은 겨울밤이 끝나고 봄이 오는 듯했습니다. 춤은 새로운 삶의 의미였지만 몸을 무리하게 움직이는 운동이기 때문에 허리에 무리가 갔습니다. 하지만 나의 공허한 마음을 채울 무언가 필요했고 그런 생각할 겨를도 없이 하루에 8시간씩 춤을 연습하면서 어느덧 2년이라는 시간이 지나 지역에서 꽤 춤을 잘 추는 사람이 되어 있었습니다.

어느 날 어려운 춤 동작을 하는 도중 허리를 심하게 다쳤고 통증 있는 부위가 부어오르면서 허리가 너무 아파 전에 진료를 받았던 병원을 찾았습니다. 몇 가지 검사를 마친 후 의사의 말을 기다렸고 드디어 의사가 입을 열고 말을 시작하였습니다. '이건 말이 안 되네요.' 난 너무 놀라서 무서웠지만, 곧바로 분위기상 결과가 나쁘지 않다는 것을 직감할 수 있었습니다. 의사는 자기 눈을 의심하면서 허리가 다치면서 정상으로 돌아왔다고 말을 이어갔습니다. 이렇게 운동으로 시작된 첫 번째 꿈과 춤은 우여곡절 끝에 기적 같은 행운을 만들어 내며 내 인생의 경영재산으로 쌓여가고 있었던 것이었습니다.

지금 와서 생각하지만, 신체가 원상복구도 된다는 신념은 이로 인하여 생겨난 것 같습니다.

∞ 꿈은 사람을 인간답게 만드는 천연재료이다

인문학(人文學)과 운동 그리고 인운학(人運學)의 탄생

 탄생과 죽음, 낮과 밤 그리고 희망과 절망 등 모든 것에는 양면이 존재합니다. 그리고 따뜻한 낮의 햇살과 칠흑 같은 어둠은 상황과 시간의 흐름에 따라 각각의 강도와 의미도 다를 것입니다. 또한, 누구나 그러듯이 인생에는 희망과 절망 그리고 행복과 슬픔으로 가득 차 있으며 나 또한 따뜻한 낮의 햇살을 지나 너무나 길고 기나긴 칠흑같이 어두운 밤의 시기가 찾아왔습니다.

 칠흑 같은 절망의 시기에는 마음의 무게가 천근 같았고 하루를 사는 것이 지옥 같아서 난 무엇인가 필요했습니다.

하지만 아직 너무 어린 두 아기와 아내 그리고 가장으로서 생사를 책임지고 있었기에 그러한 일상 안에서 나 자신을 위로해줄 시간조차도 허용되지 않았습니다. 하루에 18시간 매일 새벽부터 밤까지 일하면서 하루를 버티기 위해 아니 극복하고 올라가기 위해 정말 무엇인가 필요하다고 저 마음 깊은 곳에서 계속 외치고 있었습니다.

본능적으로 나 자신과 가족을 지키기 위해 생각하는 시간을 필요했고 이동 시간에 음악, 강연 등을 듣고 생각하면서 무엇인가 점점 발전해 나간다는 것을 직감할 수 있었습니다.

그때 당시에 나에게 너무나 큰 도움을 준 작은 시간의 생각은 5년이 지난 지금도 습관이 되어버려 이동 중에는 여러 정보와 생각을 하는 시간으로 내 인생의 엔진을 돌리는 중요한 시간으로 자리를 잡았습니다.

여느 늘 그렇듯이 여러 주제의 강연을 보고 듣다가

동기부여 관련 강연을 보게 되었습니다. 좋은 말과 명언 그리고 지적의 말로 행동을 지적하고 인생을 사는 방법을 제시하는 영상에 푹 빠져 그 영상들을 보고 또 보고 모든 영상을 찾아보고 새로운 영상들을 찾아보는 가운데 인문학 강의를 접하게 되었고 인문학이라는 분야에 눈을 뜨기 시작하였습니다.

제가 생각하는 인문학(人文學)이란? 인간이 사는 이유들을 여러 가지 관점과 견해로 더 나은 삶을 연구하는 학문이라고 생각합니다. 그리고 현재 기업이나 사회적인 반영도 인문학적 시점으로 많이 보고 있으며 인문학적 지식과 견해를 가지고 있는 사람들을 세계적인 기업에서 채용하는 추세일 정도로 인문학(人文學)은 현대시대에 중요한 가치관으로 자리를 잡고 있습니다.

저 또한 인문학(人文學)적 시점으로 여러 가지 꿈과

목표 세우며 하루하루를 조금씩 꿈을 키워나갔고 목표 또한 점점 커질 수 있게 되었습니다.

왜 인문학에 사람들은 열광하고 있을까? 저의 개인적인 견해로 보았을 때는 각각의 사람만이 할 수 있는 개개인의 가치관이 중요하다고 생각하며 틀에 박힌 지식을 벗어나는 미래 지향적인 인간에 진화로 볼 수 있습니다.

인문학(人文學) 강의와 서적을 보고 운동 강의와 서적을 공부하면서 새로운 길이 보이기 시작하였습니다. 그것은 인간의 신체적인 활동도 너무 중요하다고 생각이 들면서 '신체적인 활동에 있어서 또 다른 가치관이 없을까'하고 생각하였습니다. 그래서 운동을 인간의 삶에 적용하고 싶어졌고 새로운 패러다임이 세워지면서 그 가치관을 대표하는 단어가 생성되었는데 그 단어는 바로 인운학(人運學)입니다.

인문학(人文學)이 인간이 살아가는 가치관을 다루

는 학문이라면 인운학(人運學)은 인간이 살아가는 데 있어서 신체적인 기능과 움직임 그리고 운동의 가치관을 다루는 진행형 학문이라고 표현할 수 있습니다.

머리로는 생각하지만 몸으로 체험을 하고 수행을 하면서 무엇을 알아간다는 것은 깨달음입니다. 주위에서 한 분야에 달인이 된 사람들을 보면 몸이 부지런하고 지속적인 경험과 실천에 많은 시간을 보내야 그 결과를 만들 수 있다는 것을 주위나 매스컴을 통해 간접으로 경험할 수 있을 것입니다.

지식이나 신체적인 부분 중 어느 것이 더 중요하다고 말을 할 수는 없지만 단지 인간이 지식 중심의 동물로 여태까지 살아오면서 신체적인 중요함과 지식의 중요함의 균형이 맞지 않다고 생각하기 때문에 이제는 신체적인 운동이 정말 중요한 시점이라는 것을 말하는 것입니다.

만약 인생을 살면서 꿈과 목표가 생겨 무엇을 생각

하고 실천하였을 때 몸이 따라주지 않는다면 그것보다 슬프고 답답한 일은 없을 것입니다.

인문학(人文學)이 자신 가치관과 색깔로 사는 방법을 생각하고 연구를 한다면 인운학(人運學)은 자신의 운동 즉 신체적인 움직임의 가치관과 색깔로 자신의 삶에 운동을 적용함으로써 보다 발전되고 윤택한 삶으로 인생을 꾸며가는 것이라고 말할 수 있습니다.

인운학(人運學)은 진행형이며 정의 없이 누구에게나 의미가 다르고 정답이 없습니다.

고인 물이 썩듯이 결론 또한 나오는 순간 발전이 없기 때문에 나만의 이유와 의미로 삶을 진행시키는 것이 목표입니다.

이 책에서는 저의 가치관을 담았기 때문에 정답도 아니고 결론도 아니며 다만 나만의 운동 가치관을 담

앉을 뿐입니다.

∞ 결론과 정의를 내리는 순간 발전과 성장은 멈춘다

내가 책을 쓰는 이유는
지금 이 시간이 소중해서입니다.

소중한 이 시간을 진행 해보세요.

100일 동안 2주에 한 번씩 체크 ✓ 해보세요!

.년 .월 .일

1. 나는 운동을 (   ) 이유로 진행할 것입니다.

2. 20%씩 2주간 줄일 음식은 (   ) 입니다.

3. 절대적으로 (   ) 위해 난 운동을 할 것입니다. 예) 복근, 힙업, 체력증가 등

4. 상대적으로 난 (   ) 방법으로 운동을 진행할 것입니다.

5. 운동을 2주간 진행해서 난 (   ) 이익이 생겼습니다.

6. 운동을 2주간 진행해서 난 (　　　　) 의미와 가치가 생겼습니다.

7. 자신이 원하는 부위 얼굴, 배, 다리 등 원하는 부위를 사진으로 찍고 2주 후에 자신에 모습과 함께 보세요! (　　　　　　) 부위로 카메라 마사지를 시작합니다.

---

* 카메라 마시지란? 사진을 지속해서 찍으면 그 부위가 자신이 원하는 방향으로 조금씩 변해 가는 것입니다.

- 괄호 안에 단어를 쓴 것만으로도 당신은 Excellent 입니다.
- 도전하고 시작한 것만으로도 이미 좋은 결과입니다.
- 성공과 실패를 떠나 조금이라도 운동을 즐겁게 진행한다면 당신은 승자입니다.

100일 동안 2주에 한 번씩 체크 ✓ 해보세요!

.년 .월 .일

1. 나는 운동을 (   ) 이유로 진행할 것입니다.

2. 20%씩 2주간 줄일 음식은 (   ) 입니다.

3. 절대적으로 (   ) 위해 난 운동을 할 것입니다. 예) 복근, 힙업, 체력증가 등

4. 상대적으로 난 (   ) 방법으로 운동을 진행할 것입니다.

5. 운동을 2주간 진행해서 난 (   ) 이익이 생겼습니다.

6. 운동을 2주간 진행해서 난 (   ) 의미와 가치가 생겼습니다.

7. 자신이 원하는 부위 얼굴, 배, 다리 등 원하는 부위를 사진으로 찍고 2주 후에 자신에 모습과 함께 보세요! (   ) 부위로 카메라 마사지를 시작합니다.

---

* 카메라 마시지란? 사진을 지속해서 찍으면 그 부위가 자신이 원하는 방향으로 조금씩 변해 가는 것입니다.

- 괄호 안에 단어를 쓴 것만으로도 당신은 Excellent 입니다.
- 도전하고 시작한 것만으로도 이미 좋은 결과입니다.
- 성공과 실패를 떠나 조금이라도 운동을 즐겁게 진행다면 당신은 승자입니다.

100일 동안 2주에 한 번씩 체크 ✓ 해보세요!

.년 .월 .일

1. 나는 운동을 (   ) 이유로 진행할 것입니다.

2. 20%씩 2주간 줄일 음식은 (   ) 입니다.

3. 절대적으로 (   ) 위해 난 운동을 할 것입니다. 예) 복근, 힙업, 체력증가 등

4. 상대적으로 난 (   ) 방법으로 운동을 진행할 것입니다.

5. 운동을 2주간 진행해서 난 (   ) 이익이 생겼습니다.

6. 운동을 2주간 진행해서 난 (　　　　) 의미와 가치가 생겼습니다.

7. 자신이 원하는 부위 얼굴, 배, 다리 등 원하는 부위를 사진으로 찍고 2주 후에 자신에 모습과 함께 보세요! (　　　　　　) 부위로 카메라 마사지를 시작합니다.

---

* 카메라 마시지란? 사진을 지속해서 찍으면 그 부위가 자신이 원하는 방향으로 조금씩 변해 가는 것입니다.

- 괄호 안에 단어를 쓴 것만으로도 당신은 Excellent 입니다.
- 도전하고 시작한 것만으로도 이미 좋은 결과입니다.
- 성공과 실패를 떠나 조금이라도 운동을 즐겁게 진행한다면 당신은 승자입니다.

100일 동안 2주에 한 번씩 체크 ✓ 해보세요!

.년 .월 .일

1. 나는 운동을 (　　　) 이유로 진행할 것입니다.

2. 20%씩 2주간 줄일 음식은 (　　　) 입니다.

3. 절대적으로 (　　　) 위해 난 운동을 할 것입니다. 예) 복근, 힙업, 체력증가 등

4. 상대적으로 난 (　　　) 방법으로 운동을 진행할 것입니다.

5. 운동을 2주간 진행해서 난 (　　　) 이익이 생겼습니다.

6. 운동을 2주간 진행해서 난 (   ) 의미와 가치가 생겼습니다.

7. 자신이 원하는 부위 얼굴, 배, 다리 등 원하는 부위를 사진으로 찍고 2주 후에 자신에 모습과 함께 보세요! (   ) 부위로 카메라 마사지를 시작합니다.

---

* 카메라 마시지란? 사진을 지속해서 찍으면 그 부위가 자신이 원하는 방향으로 조금씩 변해 가는 것입니다.

- 괄호 안에 단어를 쓴 것만으로도 당신은 Excellent 입니다.
- 도전하고 시작한 것만으로도 이미 좋은 결과입니다.
- 성공과 실패를 떠나 조금이라도 운동을 즐겁게 진행한다면 당신은 승자입니다.

100일 동안 2주에 한 번씩 체크 ✓ 해보세요!

.년 .월 .일

1. 나는 운동을 (   ) 이유로 진행할 것입니다.

2. 20%씩 2주간 줄일 음식은 (   ) 입니다.

3. 절대적으로 (   ) 위해 난 운동을 할 것입니다. 예) 복근, 힙업, 체력증가 등

4. 상대적으로 난 (   ) 방법으로 운동을 진행할 것입니다.

5. 운동을 2주간 진행해서 난 (   ) 이익이 생겼습니다.

6. 운동을 2주간 진행해서 난 (　　　　) 의미와 가치가 생겼습니다.

7. 자신이 원하는 부위 얼굴, 배, 다리 등 원하는 부위를 사진으로 찍고 2주 후에 자신에 모습과 함께 보세요! (　　　　　　) 부위로 카메라 마사지를 시작합니다.

---

* 카메라 마시지란? 사진을 지속해서 찍으면 그 부위가 자신이 원하는 방향으로 조금씩 변해 가는 것입니다.

– 괄호 안에 단어를 쓴 것만으로도 당신은 Excellent 입니다.
– 도전하고 시작한 것만으로도 이미 좋은 결과입니다.
– 성공과 실패를 떠나 조금이라도 운동을 즐겁게 진행한다면 당신은 승자입니다.

100일 동안 2주에 한 번씩 체크 해보세요!

.년 .월 .일

1. 나는 운동을 (   ) 이유로 진행할 것입니다.

2. 20%씩 2주간 줄일 음식은 (   ) 입니다.

3. 절대적으로 (   ) 위해 난 운동을 할 것입니다. 예) 복근, 힙업, 체력증가 등

4. 상대적으로 난 (   ) 방법으로 운동을 진행할 것입니다.

5. 운동을 2주간 진행해서 난 (   ) 이익이 생겼습니다.

6. 운동을 2주간 진행해서 난 (　　　　) 의미와 가치가 생겼습니다.

7. 자신이 원하는 부위 얼굴, 배, 다리 등 원하는 부위를 사진으로 찍고 2주 후에 자신에 모습과 함께 보세요! (　　　　　　) 부위로 카메라 마사지를 시작합니다.

---

* 카메라 마시지란? 사진을 지속해서 찍으면 그 부위가 자신이 원하는 방향으로 조금씩 변해 가는 것입니다.

- 괄호 안에 단어를 쓴 것만으로도 당신은 Excellent 입니다.
- 도전하고 시작한 것만으로도 이미 좋은 결과입니다.
- 성공과 실패를 떠나 조금이라도 운동을 즐겁게 진행한다면 당신은 승자입니다.

100일 동안 2주에 한 번씩 체크 ✓ 해보세요!

.년   .월   .일

1. 나는 운동을 (   ) 이유로 진행할 것입니다.

2. 20%씩 2주간 줄일 음식은 (   ) 입니다.

3. 절대적으로 (   ) 위해 난 운동을 할 것입니다. 예) 복근, 힙업, 체력증가 등

4. 상대적으로 난 (   ) 방법으로 운동을 진행할 것입니다.

5. 운동을 2주간 진행해서 난 (   ) 이익이 생겼습니다.

6. 운동을 2주간 진행해서 난 (　　　　) 의미와 가치가 생겼습니다.

7. 자신이 원하는 부위 얼굴, 배, 다리 등 원하는 부위를 사진으로 찍고 2주 후에 자신에 모습과 함께 보세요! (　　　　　　) 부위로 카메라 마사지를 시작합니다.

---

* 카메라 마시지란? 사진을 지속해서 찍으면 그 부위가 자신이 원하는 방향으로 조금씩 변해 가는 것입니다.

- 괄호 안에 단어를 쓴 것만으로도 당신은 Excellent 입니다.
- 도전하고 시작한 것만으로도 이미 좋은 결과입니다.
- 성공과 실패를 떠나 조금이라도 운동을 즐겁게 진행한다면 당신은 승자입니다.

100일 동안 2주에 한 번씩 체크 ✓ 해보세요!

.년 .월 .일

1. 나는 운동을 (   ) 이유로 진행할 것입니다.

2. 20%씩 2주간 줄일 음식은 (   ) 입니다.

3. 절대적으로 (   ) 위해 난 운동을 할 것입니다. 예) 복근, 힙업, 체력증가 등

4. 상대적으로 난 (   ) 방법으로 운동을 진행할 것입니다.

5. 운동을 2주간 진행해서 난 (   ) 이익이 생겼습니다.

6. 운동을 2주간 진행해서 난 (　　　　) 의미와 가치가 생겼습니다.

7. 자신이 원하는 부위 얼굴, 배, 다리 등 원하는 부위를 사진으로 찍고 2주 후에 자신에 모습과 함께 보세요! (　　　　　　) 부위로 카메라 마사지를 시작합니다.

---

* 카메라 마시지란? 사진을 지속해서 찍으면 그 부위가 자신이 원하는 방향으로 조금씩 변해 가는 것입니다.

- 괄호 안에 단어를 쓴 것만으로도 당신은 Excellent 입니다.
- 도전하고 시작한 것만으로도 이미 좋은 결과입니다.
- 성공과 실패를 떠나 조금이라도 운동을 즐겁게 진행한다면 당신은 승자입니다.

100일 동안 진행 하셨나요?
오늘부터 다시 시작하여도 진행을 계속하신 겁니다.

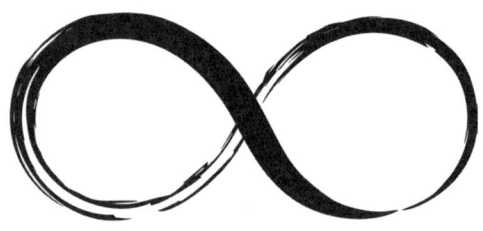

진행하는 그 자체가 즐겁습니다.

즐겁게 운동 해야지

초판 1쇄 인쇄 2018년 10월 21일
초판 1쇄 발행 2018년 10월 29일

지은이 양기원
펴낸이 김지홍

편집 김지홍 | **디자인** 이미리

펴낸곳 도서출판 북트리
주소 서울시 금천구 서부샛길 606 30층
등록 2016년 10월 24일 제2016-000071호
전화 0505-300-3158 | 팩스 0303-3445-3158
이메일 booktree11@naver.com
홈페이지 http://blog.naver.com/booktree77

값 11,000원
ISBN 979-11-88378-74-6 13510

이 책은 저작권법에 따라 보호를 받는 저작물이므로 무단전재 및 복제를 금지하며, 이 책 내용의 전부 및 일부를 이용하려면 반드시 저작권자와 도서출판 북트리의 서면동의를 받아야 합니다. 이 도서의 국립중앙도서관 출판예정도서목록(CIP)은 서지정보유통지원시스템 홈페이지(http://seoji.nl.go.kr)와 국가자료공동목록시스템(http://www.nl.go.kr/kolisnet)에서 이용하실 수 있습니다.(CIP제어번호: CIP2018032724)

* 잘못된 책은 구입하신 서점에서 바꾸어 드립니다.